W0268805

DIE STATIONSSCHWESTER

EIN FÜHRER DURCH DIE PRAKTISCHE TÄTIGKEIT DER KRANKENHAUSSCHWESTER

VON

DR. CARL ROSENBERGER

ASSISTENZARZT AN DER GEBURTSHILFLICH-GYNÄKOLOGISCHEN
ABTEILUNG DES KRANKENHAUSES LANKWITZ

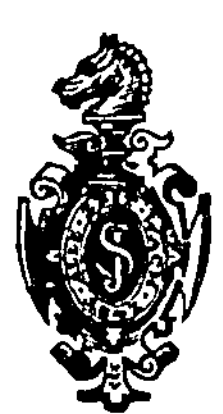

SPRINGER-VERLAG BERLIN HEIDELBERG GMBH
1923

ISBN 978-3-662-32281-9   ISBN 978-3-662-33108-8 (eBook)
DOI 10.1007/978-3-662-33108-8

Vorwort.

Diese Schrift soll kein Lehrbuch der Krankenpflege sein. Sie wendet sich vielmehr an die „ausgebildete" Schwester, um ihr im praktischen Dienst als Stationsschwester als Ratgeber zu dienen.

Noch einen anderen Zweck verfolgt dieses Büchlein. Den schweren Beruf der Krankenschwester kann man nur ganz ausfüllen, wenn die Pflege nicht schwere, ermüdende Arbeit, sondern eine Quelle innerer Befriedigung ist. Dazu gehört ein gewisses Maß von Freudigkeit. Diese Freudigkeit hängt nun auch von äußeren Faktoren ab, vor allem von einem verständnisvollen, harmonischen Zusammenarbeiten mit dem Vorgesetzten, dem Arzt. Die Schwester, die es lernt, den Arzt in seiner Tätigkeit zu unterstützen, wird bald merken, wie sich diese Zusammenarbeit zum Wohle der Kranken gestaltet, und aus der Sphäre des Vertrauens und der Zufriedenheit, die diese Einheit schafft, kann erst jene Freudigkeit entspringen, die allein der Krankenpflegerin die Befriedigung und das Idealistische ihres Berufes verleiht.

Berlin-Lankwitz, im Februar 1923.

Dr. Carl Rosenberger.

Inhaltsverzeichnis.

1. Einleitung.

Wer Krankenpflege treiben will, muß dreierlei mitbringen: einen gesunden, widerstandsfähigen Körper, ein heiteres Gemüt und viel Idealismus. Diese Gaben sind das Fundament, auf dem, vereint mit Kenntnissen, guter Auffassung und Geschicklichkeit eine tüchtige Krankenpflege sich erst entwickeln kann. Und wie der Künstler oder der Gelehrte stets weiter sich neue Anregungen schaffen, weiter wirken, um auf der Höhe der Kunst und der Weisheit zu bleiben, wie der gute Soldat Körper und Willenskraft jeden Tag von neuem stählt, um jederzeit den hohen Anforderungen, die an ihn gestellt werden können, gerecht zu werden, so soll auch die Schwester, die von der hohen Auffassung ihres Berufes ganz erfüllt ist, bestrebt sein, die drei Grundpfeiler zur Erfüllung ihres Arbeitswerkes dauernd auszubauen und zu festigen.

Leider macht die Erfüllung der ersten Forderung, den Körper zu kräftigen, in der Praxis die größten Schwierigkeiten. Morgens in aller Frühe heraus, bis in den späten Abend mit kurzer Ruhepause schwere körperliche Arbeit, dann todmüde ins Bett, so wird auf den freien Nachmittag gewartet, um ihn dem Schlaf zu widmen. Und doch ist es für den gesunden Menschen möglich, aus dieser Schwierigkeit herauszukommen. Wer sich nicht zum Sklaven seines Körpers machen und damit näher an der Sonne der Freiheit stehen will, der lebe nach dem Schiller-Wort: „Es ist der Geist, der sich den Körper baut."

Wie erwirbt man diesen kostbaren Schatz? Man erreicht ihn wie jeden Schatz durch eine sparsame und durch eine gewinnbringende Tätigkeit. Unser altpreußisches Militär war eine Musterschule für sparsame, rationelle Anwendung der Kräfte. In meisterhafter Weise wurde gelehrt, durch gespannteste Aufmerksamkeit und restlose Hingebung an die gestellten Aufgaben mit einem Mindestmaß von Kräften schwere körperliche Arbeit zu vollbringen. Ein glänzendes Training verstand es, aus dem ermüdeten Rekruten einen frischen, elastischen Füsilier zu machen. Die Schwester, die sich auf ihre Arbeit konzentriert, die Zweckmäßigkeit im Handeln durch Übung gelernt hat, wird mit einem Bruchteil an Kräften gegenüber dem Gros der mechanisch Arbeitenden auskommen.

Aber man braucht zur Arbeitskraft und zum Arbeitseifer noch einen zweiten Faktor: den Reiz zur Arbeit, die Anregung. Die Schwester bekommt nicht die Aufgabe, die Krankheit zu heilen, sondern den Kranken gesund zu pflegen. Ihr werden mit den hilflosen Kranken zugleich die Lebensbücher ihrer Pfleglinge anvertraut, und wenn sie es versteht, darin verständnisvoll zu lesen, wird es ihr ergehen wie mit der Lektüre jedes spannenden Buches. Sie wird nicht mehr davon loskommen. Aber jedes Lebensbuch ist einzig. Und wer viel verstehen will, muß viel Verständnis haben. Dieses Verständnis sich zu schaffen und auszubauen und zu erhalten, das sollte jede Schwester ständig bemüht sein. Sie fördert die Ausbildung dieses Verständnisses, das wir gemeinhin „Seele" nennen, indem sie alle die Dinge in ihre Interessensphäre zieht, die ihren Geist und ihr Gemüt erheben: die Natur mit ihren anregenden Wunderbildern, die Werke der Kunst, die uns den Alltag vergessen lassen, die Wissenschaft mit ihren Erkenntnissen oder die Vertiefung irgendwelcher wertvollen menschlichen Eigenschaften in persönlichen oder sozialen Beziehungen. So greifen Freizeit und Arbeit als gegenseitig sich bedingende Glieder einer unlösbaren Kette ineinander: aus dem Genuß der Muße erwächst die Arbeitslust, und die Arbeit macht uns reif und aufnahmefähig zu neuem Genuß.

Die Frau, die sich die Krankenpflege zu ihrem Lebensberuf wählt, soll sich noch über etwas anderes klar sein: sie soll sich bewußt werden, daß sie einen spezifisch weiblichen Beruf ergreift, einen Beruf, der von keinem Manne, er sei auch wer er sei, ausgefüllt werden kann, einen Beruf, in dem das Weib unersetzbar ist. Das verleiht dem Beruf seine Hoheit, seine Würde. Im Kriege hat der intelligenteste Student der Medizin als Krankenpfleger nicht die Schwester, die nur ein einfaches Landmädchen war, ersetzen können, und Millionen Männer der ganzen Erde haben die Wohltat weiblicher Pflege empfunden, wenn sie verwundet aus blutigen Schlachten kamen. Der aufmerksam beobachtenden Schwester wird diese Wirkung auf das Gemüt der Patienten nicht entgangen sein. Im Kriege werden allerdings stärker als zu anderen Zeiten die harten Seiten im menschlichen Leben betont. Und schon aus der Kontrastwirkung in der stillen Atmosphäre des Lazaretts mag es sich erklären, daß manchem Krieger die Schwester wie ein Friedensengel erschienen ist. Bei der Pflege im Frieden wird allzuleicht vergessen, daß jeder körperlich Erkrankte auch seelisch krank ist. Wer Schmerzen hat, wer nicht alle Glieder seines Körpers frei gebrauchen kann, dem werden Lebenskraft und Lebensfreude eingeengt. Eine tüchtige Schwester wird darauf in ihrer Pflege Rücksicht nehmen: für sie sind Launen des Patienten Krankheitserscheinungen, und sie wird ihre Tätigkeit nicht mit dem Verteilen von Pillen oder Wechseln von Umschlägen beendet sehen. Zur Erfüllung dieser schwierigen Aufgabe gehört Einsetzen der ganzen Persönlichkeit. Seine Persönlichkeit restlos für etwas einsetzen heißt Verzicht auf Rechte und Ansprüche der eigenen Person. Bei einer Schwester, die sich restlos der Pflege hingibt, ist es ein Ding der Unmöglichkeit, daß ein Patient sie zu kränken vermag. Empfindlichkeit muß dem Dienst der Kranken weichen. Der Patient muß die Überzeugung haben, daß die Pflegerin ihn selbstlos versorgt. Kein Zeichen darf ihn daran erinnern, daß Ermüdung, Hunger oder Hitze die Pflege erschweren, keine in seiner Gegenwart mit anderen geführte Unterhaltung, kein Lachen darf ihn in dem Glauben wankend machen, daß die Schwester alle Gedanken nur auf seine Pflege konzentriert. Nur auf diese Weise festigt sich das Vertrauen zu seiner Pflegerin im Kranken — ein Geheimnis des Erfolges.

Wer in diesem Sinne Krankenpflege treibt, wird im Beruf nicht untergehen. Ob er Dank und Gerechtigkeit ernten wird, steht auf einem andern Blatt; aber wer in diesem Sinne arbeitet, ist auf Dank nicht angewiesen. Der Erfolg entscheidet nur in den äußeren Dingen des Lebens. Bei allen Dingen, deren Inhalt, wie die Krankenpflege, in dem Wert der Persönlichkeit liegt, ist das Selbst der beste Richter.

2. Der Morgendienst auf der Station.

Wir wollen einmal gemeinsam den Dienst der Schwester im Krankenhause an uns vorüberziehen lassen.

Des Morgens betreten wir die Station und nehmen zunächst den Bericht der Nachtschwester entgegen. Es genügt nicht, den Vermerk im Nachtwachbuch der Station zu lesen oder die Schwester kurz nach Neuigkeiten zu fragen: vielmehr ist es nötig, die Nachtwache nach Einzelheiten zu erforschen: bei Schwerkranken oder Patienten, die besonderer Beobachtung bedürfen, frage man genau nach Schlaf, Unruhe, Klagen, Erbrechen, Stuhlgang usw., erkundige sich aber auch nach Einzelheiten über die anderen Kranken: wer klingelt am häufigsten? aus welchem Grunde? Wer hustet nachts? Es ist nötig, daß man durch diese speziellen Fragen die Erinnerungen an die Ereignisse der Nacht der Nachtschwester wieder ins Gedächtnis ruft; denn wenn von der Nachtschwester des Morgens ein genauer Bericht eingefordert wird, wird ihre Aufmerksamkeit und Beobachtung auch für den künftigen Dienst geschärft. Die Angaben der Nachtschwester werden notiert, um später bei der Visite unaufgefordert dem Arzt mitgeteilt zu werden.

Wir wenden uns nun der Station zu. Im Morgendienst kann die Stationsschwester so recht zeigen, ob sie nur mechanisch arbeiten kann, oder ob sie organisatorische Fähigkeiten besitzt. Zum Morgendienst gehört die Säuberung der Station, Reinigung und Betten der Kranken, Temperatur- und Pulsmessung, Ausführung der Verordnungen, Austeilen des Frühstücks und Vorbereitung der Visite. Hier bleibt es der Geschicklichkeit der Stationsschwester überlassen, unter das ihr zur Verfügung stehende Personal, Lehrschwestern, Pflegerinnen und Mädchen und gegebenenfalls Genesenden die Arbeit zu verteilen. Daß peinlichste Sauberkeit in allen Krankenzimmern und Korridoren im Krankenhause selbstverständlich ist, braucht kaum erwähnt zu werden. Die Stationsschwester kann hier oft durch Strenge und eigenen Fleiß vorbildlich wirken. „Ein gutes Beispiel weckt Nacheiferung.“

Bevor die Reinigung der Krankenzimmer beginnt, werden die Fenster geöffnet. Es ist ein altes Vorurteil, daß die durch ein geöffnetes Fenster hereinströmende kalte Luft für einen im Bett befindlichen Kranken schädlich ist. Gute, reine Luft ist eine Bedingung für unsere Gesundheit. Natürlich hat auch die Lüftung mit Verstand zu geschehen. Jeder Patient muß für die Abkühlung vorbereitet sein. Dem im Schweiß gebadeten Kranken kann die kalte Luft zum Verhängnis werden. Er muß vorher getrocknet, die Wäsche gewechselt sein. Überhaupt sind alle bettlägerigen Patienten sorgfältig bis zum Halse zuzudecken, die Arme gehören unter die Bettdecke. Empfindliche Patienten werden durch eine spanische Wand vor Zugluft geschützt. Eine Ausnahme macht die Lüftung von Säuglingszimmern. Auch hier muß gute Luft sein. Doch der Körper der kleinen Kinder ist gegen Abkühlung sehr empfindlich. Ein Säuglingszimmer darf bei der Kälte nur gelüftet werden, wenn die Kinder nicht im Zimmer sind, also während sie in den Wöchnerinnenzimmern gestillt werden.

Bei der Reinigung des Zimmers ist an folgendes besonders zu denken. Speisereste, übelriechende Verbandstoffe oder Entleerungen der Kranken haben keinen Platz im Krankenzimmer. Sie fördern Unsauberkeit, locken in der warmen Jahreszeit die Fliegen an und werden zu einer Gefahr für die Kranken. Bei Leerung der Becken, der Speise- und Uringläser wird sorgfältig auf Abweichungen von der Norm geachtet. Nur wer beobachtet, kann Entdeckungen machen. Alles was von der Norm abweicht, wird aufgehoben. Das Gefäß wird mit dem Namen des Kranken versehen und in den Toilettenraum gestellt, um bei der Visite dem Arzt unaufgefordert gezeigt zu werden. Erbrochenes, blutige Vorlagen bei Frauen, krankhafte Stuhl- und Urinentleerungen entgehen so nicht der Beobachtung.

Urin- und Speigläser und Becken werden täglich nach jeder Entleerung ausgespült, Becken, die von Patienten mit ansteckenden Krankheiten gebraucht werden, müssen nach jedem Gebrauch sorgfältig mit einem Desinfektionsmittel (z. B. 1%ige Kresolseifenlösung) gereinigt werden. Die Geräte von Patienten mit übertragbaren Krankheiten werden besonders gekennzeichnet, um nicht andere Kranke zu gefährden. Sehr gut eignet sich ein kleines farbiges Band, das z. B. an den Handgriff des Beckens, den Henkel des Trinkbechers, den Messerstiel usw. gebunden wird. Auf Gläser wird ein mit Namen versehenes Etikett geklebt.

Manche Uringläser, besonders sogenannte Enten, in die durch einen Dauerkatheter ständig eitriger Urin hineingeleitet wird, bekommen an ihrer Innenfläche einen schwer abwaschbaren Belag.

Jeder bettlägerige Schwerkranke muß gewaschen und gekämmt werden; aber auch die anderen Patienten sind zur sorgsamen Körperpflege anzuhalten. Ungeziefer im Haar einer Patientin darf einer sorgsamen Pflegerin nicht entgehen.

Mit der Reinigung der Kranken wird das Betten verbunden. Kranke, die längere Zeit bettlägerig sind, sollen von Zeit zu Zeit möglichst ihr Bett wechseln. In großen Krankensälen, in denen durch Entlassung Geheilter häufig Betten frei werden, läßt sich das meist durchführen. Bei jeder Versorgung des Kranken soll man ihn genau betrachten, vor allem darauf achten, ob sich der Kranke etwa „durchzuliegen" droht. Außerdem soll man bei jeder Gelegenheit mit den Kranken freundlich sprechen. Es gibt auch eine Sonne der Persönlichkeit, die das Menschenherz sehr wohl erfreuen und in mancher trüben Stimmung aufzuheitern vermag. Das Austeilen der Medizin erfolgt am besten folgendermaßen: die Schwester nimmt ein Verzeichnis ihrer Kranken zur Hand und legt die Medikamente, die einzugeben sind, auf ein Tablett. Nun geht sie von Bett zu Bett und teilt die Medizin aus. D. h. aber nicht, Pillen und Medizingläser auf den Nachttisch stellen. Da besteht entweder Gefahr, daß Patienten die Medizin fortwerfen, wenn die Schwester das Zimmer verläßt, oder daß sie stark wirkende Gifte aufheben, sammeln und dann später mißbrauchen. Diese anscheinend so kleine Aufgabe der

Medizinverteilung ist so recht charakteristisch für die Verantwortung in der Krankenpflege. Welche Gewissensbisse wird sich z. B. eine Schwester machen müssen, die täglich stark wirkende Arzneien, z. B. Morphiumtabletten, auf den Nachttisch gelegt hat, wenn die Patientin die Tabletten sammelt und eines Tages in selbstmörderischer Absicht sich mit der ganzen Zahl der gesammelten Tabletten vergiftet. Die Schwester muß am Bett bleiben, bis die Medikamente eingenommen sind. Ein freundliches Wort, ein kleiner Scherz versüßen oft die bittere Pille. Durch kleine Handgriffe kann man das Einnehmen manchmal erleichtern. Im Wasser schwer lösliche Pulver und Tabletten, z. B. Aspirinersatz bleiben gewöhnlich am Boden des Glases, aus dem sie getrunken werden, haften und werden infolgedessen nur unvollkommen eingenommen oder geraten in den Rachen und reizen zum Husten. Man rührt sie am besten in einem halben Glas Wasser mit dem Löffel rasch um, so daß die schwer löslichen Teilchen in dem entstehenden Wasserstrudel mit herumgeschleudert werden und läßt rasch trinken.

Wir wenden uns zur Puls- und Temperaturmessung. Der Puls wird eine viertel bis eine halbe Minute nach der Uhr beobachtet. Er wird nicht nur gezählt, sondern auch auf Regelmäßigkeit und Stärke untersucht. Eine Schwester, die den Puls von mehreren Patienten hintereinander fühlt, kann bei einiger Beobachtungsgabe gut Vergleiche anstellen. Mancher Patient kann mit geschlossenen Augen an seinem Puls erkannt werden. Die Zahl der Pulsschläge wird sofort aufgeschrieben. Man soll den Puls mit dem Zeige- oder Mittelfinger, nicht mit dem Daumen tasten. Die Kuppe unseres Daumens ist besonders reich an Blutgefäßen. Man drücke einmal die Daumenkuppe auf irgendeinen Gegenstand, z. B. die Tischplatte, und wird leicht den eigenen Pulsschlag fühlen. Wenn man also den Puls des Kranken mit dem Daumen untersuchen will, kann man den Puls des Kranken mit dem eigenen verwechseln.

Die Temperaturmessung lernt die Schwester gewöhnlich in den ersten Tagen ihrer Tätigkeit kennen, und doch gibt es Schwestern, die diese einfache Aufgabe nicht richtig erfüllen können. Jedes Thermometer muß zunächst angesehen werden. Es muß völlig in Ordnung, der Quecksilberfaden darf nicht zerrissen sein. Darauf wird der Quecksilberfaden möglichst weit heruntergeschleudert. Nun wird die Achselhöhle des Patienten getrocknet und die Quecksilberkugel des trockenen Thermometers so in die Achselhöhle gelegt, daß das Thermometer beim liegenden Patienten senkrecht nach oben steht. Der Arm wird an den

Körper gepreßt und im Ellbogengelenk rechtwinklig gebeugt.
Die andere Hand wirkt unterstützend, indem sie auf den gebeugten
Ellbogen gelegt wird und diesen an den Körper heranzieht. Dann
fordert man den Patienten auf, ruhig zu liegen. Das Thermometer bleibt liegen, bis es nicht mehr steigt. Der Blick der ge-
übten Schwester wird bald einen Fiebernden ohne Thermometer
erkennen. Die sich heiß anfühlende Haut, leichter Schweiß,
beschleunigte Atmung, vor allem aber beschleunigter Puls ver-
raten die Temperatursteigerung. Im allgemeinen entsprechen 1°
(oder zehn Teilstriche) Temperaturerhöhung dem Ansteigen der
Pulsfrequenz um zehn Schläge in der Minute. Doch gibt es viele
Ausnahmen von dieser Regel. Bei Säuglingen und zur Kontrolle der
Achselhöhlentemperatur wird das Fieber im Mastdarm gemessen.
Hier ist die Temperatur einige Zehntelgrade höher als in der
Achselhöhle. Das Thermometer muß hierbei gehalten werden.

Hohe Temperaturen sind häufig von einem Schüttelfrost
begleitet: die Kranken frieren, klappern hörbar mit den Zähnen
und zittern so stark an allen Gliedern, daß das Bett „wackelt".
Dabei fühlen sich die Kranken furchtbar elend. Die Schwester,
die zu einem Patienten im Schüttelfrost kommt, hat folgendes
zu tun: sie hüllt ihn in warme Decken ein, führt ihm überdies
durch Wärmflaschen oder einen elektrischen Glühlichtkasten
Wärme zu und reicht ihm heiße Getränke, sofern nicht das Leiden
eine Zuführung von Flüssigkeit verbietet. Außerdem legt sie
ein Thermometer ein. Wenn es möglich ist, bleibt eine Pflegerin
während des Schüttelfrostes am Bett des Kranken und beruhigt
ihn durch Zuspruch. Am Ende des Schüttelfrostes tritt oft ein
starker Schweißausbruch auf. Nachdem die Wärmemittel entfernt worden sind, wird der Schweiß getrocknet und die Wäsche
gewechselt. Der Schüttelfrost ist gewöhnlich ein Krankheits-
zeichen bei Infektionskrankheiten, Krankheiten, bei denen
Keime in den Körper gelangt sind. Kommen diese Keime auf
irgendeine Weise in die Blutbahn, so antwortet der Körper mit
einem Schüttelfrost. (Auch die Einführung von Medikamenten
direkt in die Blutbahn kann zu Schüttelfrösten führen.)

Wir kommen zur Verteilung des Frühstücks und wollen hierbei die Austeilung des Essens im allgemeinen besprechen. Die
Liebe geht auch beim Patienten häufig durch den Magen, und
die Schwester, die hier ihre Aufgabe mit Geschick und Aufmerksamkeit löst, kann sich leicht die Sympathien ihrer Kranken
erwerben. Auch hier wie bei allen Verrichtungen in der Krankenpflege: kein gedankenloser Schematismus. Denke daran, daß dieser
Patient Zuckerdiät, jener Nierenkost erhält, daß der Kranke

der heute operiert werden soll, nüchtern bleiben muß, und daß
jenem Patienten, der die Nacht über gebrochen hat, nichts gegeben wird, bis der Arzt ihn gesehen hat. Die Schwester muß
möglichst selbst die Verteilung des Essens überwachen, damit
keine Ungerechtigkeiten vorkommen. Ein wichtiger Faktor in
der Pflege ist gute Ernährung. Dazu gehört außer guter Kost
auch guter Appetit. Der Appetit ist viel besser als durch Medikamente durch geschickte Darreichung der Kost anzuregen und
zu erhalten. Hierin liegt eine dankenswerte Aufgabe der Schwester.
Auch auf einer kleinen Station ist es möglich, Abwechslung und
Verbesserung in die Kost zu bringen. Rösten des Brotes, Darreichung der täglich verordneten Milch in anderen Formen, zu
anderen Zeiten, mit Kaffee oder Kakao, in Suppen oder als
Milchgelee, etwas Fleischbrühe aus der Küche, Zubereitung von
besonderen Speisen oder Erfrischungen mit den auf der Station
vorhandenen Mitteln usw. werden viele Kranke über die oft
eintönige Krankenhauskost hinwegtäuschen können und sie bei
Appetit erhalten. Schlechte Esser und Schwerkranke müssen
gefüttert werden. Dabei wird bei liegenden Schwerkranken,
die sich nicht aufrichten können, folgendermaßen verfahren:
man schützt durch ein Mundtuch das Bett vor Beschmutzung.
Flüssige Nahrungsmittel werden dem liegenden Kranken nur
durch eine Schnabeltasse gereicht. Nur auf diese Weise wird
vermieden, daß rechts und links beim Trinken die Flüssigkeit
aus den Mundwinkeln über die Wangen und auf das Kopfkissen
läuft. Die festen Nahrungsmittel werden vorher auf dem Teller
sorgfältig zerkleinert und „happenweise" am besten auf einem
Löffel gereicht. Dabei wird der auf dem Kopfkissen ruhende
Kopf mit der linken Hand der Schwester leicht angehoben,
während die Rechte den Patienten füttert. Die Patienten, deren
Zustand es erlaubt, werden zum Essen im Bett aufgesetzt. Zur
bequemen Lagerung wird der Stellrahmen am Kopfende des
Bettes aufgestellt, oder in den Rücken des Patienten werden
einige Kissen als Lehne gebracht. Unter die Knie kommt eine
Rolle, unter die Fußsohlen ein möglichst bis an das Fußende des
Bettes reichender Gegenstand (z. B. eine in Decken gehüllte
Nachttischschublade), um das Herabrutschen beim Sitzen zu
verhindern. Zu allen Mahlzeiten muß die Schwester ihre haus-
mütterlichen Eigenschaften sprechen lassen — sie gehören zu
den Attributen der tüchtigen Schwester.

Jetzt ist die Station mit den Kranken versorgt. Bald kommt
der Arzt. Und seine Tätigkeit und seine Eigenart werden dem
Leben auf der Station das Gepräge geben. Es heißt also, sich

auf seinen Besuch, die Visite, einzustellen. Eine Visite ist als gut vorbereitet zu bezeichnen, wenn sie allen sachlichen Anforderungen des Arztes gerecht werden kann. Dazu gehört: Sauberkeit von Patienten und Station, Ausführung der tags zuvor bestimmten Verordnungen, Führung der Krankenkurve bis zur Stunde der Visite, Orientierung über den Kranken (Appetit, Schlaf, Besonderes), Bereithalten der Krankenblätter und der für die Untersuchung im Bett wichtigsten Instrumente. Diese werden am besten von einer Lernschwester in einem Körbchen oder auf einem Tablett mit herumgetragen. Es ist nicht möglich, eine Norm für dieses Visitentablett aufzustellen. Es wird in einer Augenklinik anders aussehen als in einer Ohrenklinik, auf der geburtshilflichen anders als auf der inneren Station. Wir wollen nur das Nötigste mitnehmen, was man auf jeder Station zur Untersuchung gebraucht, wollen aber nicht Utensilien zur Spezialuntersuchung vergessen, wenn sie notwendig sind.

Auf das Tablett gehören einige Mundspatel, eine elektrische Taschenlampe, ein Hörrohr für den Arzt, ein Gummihandschuh oder ein paar Fingerlinge für eine Mastdarm- oder Scheidenuntersuchung, dazu ein Salbentopf mit Vaselin und einem Salbenspatel, ein Eiterbecken, Seife und Handtuch.

3. Die Visite.

Nun beginnt die Visite. Wenn die Schwester hier dem Arzt unentbehrlich ist, erfüllt sie ihre Aufgabe richtig. Die Schwester nimmt ein Notizbuch und Bleistift zur Hand, um die Anordnungen des Arztes zu notieren. Vor Beginn der Visite werden dem Arzt die Mitteilungen über Kranke gemacht, die für das Ohr des Kranken ungeeignet sind, also im besonderen Ungünstiges, das den Patienten aufregen würde. Die Verordnungen des Arztes werden sogleich in ein Buch geschrieben. „Was man schwarz auf weiß besitzt, kann man getrost nach Hause tragen."

Bei einem Patienten soll eine Lungenuntersuchung vorgenommen werden. Hierzu wird der Kranke aufgesetzt. Das Hemd wird entweder ausgezogen oder unter dem Gesäß hinten hervorgezogen, vom untern Saum eingerollt und so über den Nacken gelegt, daß der Rücken für die Untersuchung entblößt ist. Darauf wird der Kopfstellrahmen des Bettes stark heruntergelegt, die Kopfkissen entfernt. Das ist notwendig; denn es ist für den Arzt unästhetisch, wenn die schmutzige Bettwäsche ihm ins Gesicht kommt, während er über dem Rücken des Kranken gebeugt, mit dem Hörrohr die Lunge untersucht. Darauf setzt sich die Schwester vor dem Kranken auf den Bettrand, legt ihm beide Hände auf die Schultern, um ihn zu halten, und läßt ihn die Arme über der Brust kreuzen. Durch das Kreuzen der Arme werden die Schulterblätter, die einen großen Teil des Rückens bedecken, nach der Seite und oben bewegt, so daß dem Arzt die Untersuchung der Lunge erleichtert wird. Durch die dicken Schulterblätter kann man nämlich nicht viel vom Atemgeräusch hören. Zur Erleichterung des Sitzens kann man dem Patienten im Bett die Füße an den Körper ziehen, d. h. die Knie beugen lassen. Die Schwester wird gut tun, dem Patienten die vom Arzt geforderten Atembewegungen vorzumachen; denn die Intelligenz manches Kranken muß unterstützt werden, wenn man nicht allzu viel Zeit und Worte verlieren will.

Daß die Schwester bei allen Untersuchungen des Arztes für Ruhe im Zimmer sorgt, vor allem selbst durch Umhergehen oder Sprechen nicht stört, sei nur nebenher erwähnt.

Zungenspatel, die bei der Untersuchung des Halses gebraucht werden, schmutzige Verbandstoffe oder Vorlagen, die der Arzt entfernt, nimmt die Schwester sogleich an sich, legt sie aber nicht auf den Nachttisch, sondern in das mitgeführte Eiterbecken. Auf diese Weise wird die Schwester Infektionen innerhalb des Krankenhauses verhüten helfen.

Bei allen Untersuchungen soll die Schwester nicht untätig dabei stehen. Sie wird bald herausgefunden haben, welche Untersuchung der Arzt ausführen will. Ihre Aufgabe ist es, den Kranken aufzudecken und in eine für die Untersuchung günstige Lage zu bringen. Wenn sie während der Untersuchung keine besondere Aufgabe erhält, spricht sie bei schmerzhaften Untersuchungen dem Kranken ein paar freundliche Worte zu, um ihn von seinem Leiden abzulenken.

Während der Arzt von Bett zu Bett geht, vergißt die Schwester nicht, die Beobachtungen, die sie im Laufe des Tages gemacht hat oder ihr von der Nachtschwester mitgeteilt worden sind, dem Arzt zu melden.

In einem Bett liegt eine Patientin, die vom Mastdarm aus — rektal — untersucht werden soll.

Die Schwester reicht dem Arzt dazu einen Gummifingerling (oder einen Gummiersatz „Sterilin") und einen sogenannten Fingerschutz aus Zellstoff oder Watte.

Bei der Mastdarmuntersuchung beschmutzt sich der Arzt leicht die Hand mit Kot und Fett am Übergang vom Finger auf die Mittelhand. Darum muß seine Hand geschützt werden: ein etwa 10 cm im Quadrat messendes ziemlich dünnes Stück Zellstoff wird etwa in der Mitte so weit eingerissen, daß gerade ein Finger — gewöhnlich der Zeigefinger — des Arztes durchgeht. Man achte beim Zureichen des Zellstoffes darauf, daß er nicht zu dick ist; denn die dicke Lage Zellstoff würde verhindern, daß der Zeigefinger in seiner ganzen Länge beim Einführen in den Mastdarm ausgenutzt wird. Anderseits darf die Zellstofflage auch nicht zu dünn sein, da sie sonst einreißen würde. Auch das Loch im Zellstoff für den Finger darf nicht zu weit sein, da sonst nebenher eine Beschmutzung der Hand stattfinden könnte. Jetzt wird auf einem Salbenspatel ein etwa haselnußgroßes Stück Salbe (Vaseline, Borsalbe) zurecht gehalten, so daß der Arzt dieses mit dem Endglied des untersuchenden Fingers abstreifen kann. Am Ende der Untersuchung reicht man ein Eiterbecken, in das der Fingerschutz geworfen werden kann. Damit der Arzt sich beim Abziehen des beschmutzten Fingerlings nach der Untersuchung die andere Hand nicht verunreinigt, gibt man ihm entweder einen Tupfer, damit er sich mit diesem den Fingerling abstreift, oder die Schwester nimmt zwischen Daumen und Zeigefinger beider Hände je einen Tupfer und streift mit diesen den Fingerling vom Grundglied des ausgestreckten Fingers ab. Darauf wird dem Arzt ein Tupfer mit Äther gereicht, damit er sich die letzten, etwa am Finger haftengebliebenen Salbenreste entfernen kann. Fingerling und Tupfer werden wiederum in das Eiterbecken geworfen.

Oft wird an Stelle des Fingerlings ein Gummihandschuh verlangt. Dieser soll möglichst der Größe der Hand des Arztes angepaßt sein. Der Handschuh muß an seiner Innenfläche sorgfältig getrocknet und gut gepudert sein. Außerdem darf die Hand, die den Handschuh überziehen soll, keine Spur von Feuchtigkeit besitzen. Dazu wird die Hand am besten mit einem Trockenpuder aus einer Puderbüchse oder einem kleinen, puderbedeckten Gazestück bestreut, das im Innern des Handschuhs liegt. Dadurch wird das leichte Einreißen des Handschuhes beim Anziehen vermieden. Gummihandschuhe sind teuer. Und „was man an Puder verschwendet, spart man an Handschuhen". Der Handschuh wird nun von der Schwester so aufgehalten, daß der Arzt mit einem Griff den Handschuh anziehen kann. Dazu gehen Zeige- und Mittelfinger beider Hände mit dem End- und Mittelglied in die Öffnung des Handschuhes ein, so daß beide Handflächen ganz nach außen gekehrt sind. Der Daumen des Handschuhes ist der rechten Hand der Schwester zugewandt, wenn der Arzt mit der rechten Hand untersuchen will, der linken, wenn er die linke Hand gebraucht. Durch sanften Zug wird der Handschuh entfaltet, indem der rechte Zeige- und Mittelfinger nach rechts, der linke nach links ziehen. Gleichzeitig werden Zeige- und Mittelfinger gespreizt, so daß jetzt die Handschuhöffnung so weit geöffnet ist, daß der Arzt nur mit der Hand hineinzufahren braucht, um mit einem Griff den Handschuh aufzuziehen.

(Nasse Handschuhe werden am besten in einer Schüssel mit einer desinfizierenden Flüssigkeit angezogen. Hierbei braucht die Schwester keine Hilfe zu leisten.)

Nachdem sich der Arzt gewaschen hat, setzen wir unsere Visite fort. Eine Anzahl Untersuchungen und Verbände sind angeordnet, die wir in einem anderen Rahmen besprechen wollen.

Das Wöchnerinnenzimmer; die Wochenpflege. Bevor wir die Station verlassen, gehen wir noch in das Wöchnerinnenzimmer. Eine Wöchnerin ist zwar keine Kranke; bedarf aber doch der Pflege.

Im Wöchnerinnenzimmer dürfen keinesfalls Kranke mit ansteckenden Krankheiten, Fiebernde oder Patienten mit offenen Wunden liegen; denn zu keiner Zeit ist die Frau so empfänglich für Infektionen wie im Wochenbett. Nach der Entbindung ist die Gebärmutterhöhle gegen die Scheide geöffnet. Keime, die an die äußeren Geschlechtsteile oder in die Scheide gelangen, können auf diese Weise leicht in die Gebärmutter hinaufwandern und zu schweren Wochenbetterkrankungen, besonders dem gefürchteten Kindbettfieber, Veranlassung geben.

Die wichtigste Erscheinung im Wochenbett ist der Wochenfluß, Lochien genannt. Nach der Entbindung und Ausstoßung der Nachgeburt bildet die Innenfläche der Gebärmutter eine einzige, große Wundfläche, die in den ersten Tagen ein blutiges, dann blutig-schleimiges Sekret liefert, daß sich nach fünf bis sechs Tagen gelblich und schließlich weißlich färbt. Drei bis vier Wochen nach der Entbindung soll der Wochenfluß verschwunden sein. Da sich die Lochien mit den Keimen der Scheide beladen, sind sie also infektiös. Das hat die Pflegerin zu bedenken, die gleichzeitig Mutter und Kind versorgt. Um nicht Keime von der Mutter auf das Kind, besonders auf die sehr empfindliche Nabelwunde zu bringen, ist immer erst das Kind, dann die Mutter zu versorgen.

Eine Wöchnerin ist zwar keine Kranke, aber ein Mensch, der sorgfältiger Pflege bedarf. Die Wochenbettpflegerin hat folgende Aufgaben zu erfüllen: Täglich wird mindestens zweimal Puls und Temperatur kontrolliert. Auf den Nachttisch stellt sie ein Gefäß mit Desinfektionsflüssigkeit (Kresollösung), in dem sich eine sterile Kornzange oder Pinzette befindet. Mit diesem Instrument entfernt man die sterile Vorlage, die jeder

Wöchnerin vor die Genitalien gelegt wird, und beobachtet täglich das Aussehen und Menge des Wochenflusses. Der Wochenfluß soll in der ersten Zeit reichlich vorhanden sein, eine der Dauer des Wochenbettes entsprechende Färbung zeigen und einen faden, uncharakteristischen Geruch besitzen. Zu geringe Sekretion, Abweichungen von der oben beschriebenen Verfärbung oder übler Geruch müssen dem Arzt gemeldet werden. Nach jedem Urinieren werden die äußeren Genitalien aus einer Kanne oder mit Hilfe eines Mutterrohres aus einem Irrigator mit warmem, abgekochtem Wasser oder Kresollösung abgerieselt. Diese Säuberung hat nach jeder Harn- oder Stuhlentleerung, mindestens aber zweimal täglich zu erfolgen. Das Spülwasser fließt in die untergestellte Bettschüssel. Als Desinfektionsflüssigkeit ist Sublimatlösung wegen seiner Giftigkeit aus dem Wöchnerinnenzimmer zu verbannen.

Der erste Stuhlgang nach der Entbindung erfolgt selten von selbst. Man gibt am besten am dritten Wochenbettage eine Tasse Sennesblättertee oder Rizinusöl. Bei der Reinigung des Afters darf nicht in der Richtung vom After zur Scham gewischt werden, um nicht die im Stuhl befindlichen Keime zur Scheide zu verschleppen.

Die Wochenpflegerin hat darauf zu achten, daß die Wöchnerin genügend Urin läßt. Man findet oft, daß Wöchnerinnen in den ersten Tagen nach der Entbindung nur schwer Urin lassen können, weil während der Geburt durch den kindlichen Schädel eine Quetschung des Blasenhalses stattgefunden hat. Warme Umschläge auf die Blasengegend, Abrieseln der äußeren Genitalien mit warmem Wasser, Unterschieben einer mit warmem Wasser gefüllten Bettschüssel erleichtern oft die Harnentleerung. Bei stockender Harnentleerung ist der Arzt zu benachrichtigen.

Um die nach der Geburt erschlafften Bauchdecken wieder zu straffen, wird um den Bauch ein Handtuch fest gewickelt und zusammengesteckt.

Sorgfältiger Beobachtung und Pflege bedürfen die Brüste. Es ist genau auf Prallwerden oder Rötung der Brust oder Wundsein der Warze zu achten und das sofort dem Arzt zu melden. Nur auf diese Weise läßt sich die Brustdrüsenentzündung und Vereiterung (Mastitis), eine gefürchtete Wochenbetterkrankung, nach Möglichkeit vermeiden.

Auf dem Nachttisch der Wöchnerin findet sich noch ein ausgekochtes Schälchen mit abgekochtem Wasser und einem sterilen Tupfer, mit dem die Wöchnerin vor jedem Anlegen des Kindes die Brustwarze reinigt. In einer Schüssel mit sauberem Waschwasser reinigt sie ihre Hände, bevor sie ihr Kind anlegt.

Bei der Pflege des Neugeborenen richten wir unser Hauptaugenmerk auf die Nabelwunde, die Ernährung und die Körperpflege.

Der Nabel des Neugeborenen stellt eine Wunde dar, die sorgfältig vor Infektion zu bewahren ist. Der am kindlichen Körper verbliebene Rest der Nabelschnur trocknet ein und fällt etwa am Ende der ersten Woche ab. Einige Tage danach muß der Nabel trocken verheilt sein. Bis dahin wird er durch einen sterilen Verband geschützt. Wir lassen die Kinder bis zum Nabelabfall nicht baden. Rötung oder irgendeine auffallende Erscheinung in der Umgebung des Nabels ist umgehend dem Arzt zu melden.

Die natürliche Ernährung des Kindes an der Brust der Mutter stößt im Krankenhause selten auf Schwierigkeiten. Man legt das Kind fünfmal am Tage in vierstündigen Pausen an, etwa um 6 Uhr morgens, um 10 Uhr vormittags, um 2 Uhr, 6 Uhr und 10 Uhr nachmittags. Nachts gibt man keine Mahlzeit. Zum Stillgeschäft legt sich die Mutter auf die Seite der Brust, die gereicht werden soll. Soll z. B. die rechte Brust gegeben werden, so legt sich die Mutter auf die rechte Seite, das linke Bein überkreuzt das rechte, die linke Hand faßt zwischen Mittel- und Zeigefinger die Brustwarze. Der Kopf des Kindes kommt auf den rechten Oberarm der Mutter zu liegen, mit Unterarm und mit der rechten Hand hält sie das Kind an sich. Der an der Brustwarze liegende Zeigefinger sorgt dafür, daß das Näschen des Kindes frei bleibt, und die Nasenatmung nicht behindert wird. Nach 20 Minuten bis einer halben Stunde Trinkzeit ist ein gesundes Kind gewöhnlich satt. Die Mutter soll das Kind nach dem Trinken senkrecht hochhalten, damit es „aufstößt", d. h., damit die Luft aus dem Magen entweicht. Wenn das Kind nach dem Trinken ruhig wird und einschläft, so ist es mit großer Wahrscheinlichkeit satt geworden. Den besten Anhaltspunkt, ob ein Kind satt wird, liefert die Gewichtskurve. Nimmt ein Kind zu, so erhält es genügend Nahrung. Die für das Kind nötige Nahrungsmenge kann man leicht folgendermaßen berechnen:

In den ersten acht Lebenstagen soll die Milchmenge, die das Kind täglich erhält $(t - 1) \times 70$ oder 80 betragen, worin t die Anzahl der Lebenstage bedeutet. Demnach erhält ein Kind von sechs Tagen etwa $(6 - 1 =) 5 \times 70$ oder 80, d. h. 350 bis 400 g täglich. Bei fünf Mahlzeiten also pro Mahlzeit 70 bis 80 g. Bei Kindern jenseits der ersten Woche beträgt die tägliche Milchmenge ein Sechstel des kindlichen Körpergewichtes. Ein Kind von 3600 g müßte also etwa 600 g an der Mutterbrust trinken

Nun geht aber oft das Stillgeschäft nicht so leicht vonstatten, sondern wird zu einem aufregenden Ereignis. Es gibt Stillschwierigkeiten von seiten des Kindes und von seiten der Mutter.

Mißbildungen an Lippen (Hasenscharte) oder Gaumen (Wolfsrachen) erschweren den Kindern das Saugen. Im Notfall wird den Kindern abgezogene Milch mit dem Löffel gegeben.

Manche Kinder sind brustscheu. Im Augenblick, wenn man sie an die Brust bringt, fangen sie an zu schreien und verweigern die Brust. Unermüdliche Geduld führt meistens zum Ziel. Man spritzt der Mutter etwas Milch ab und läßt dem Kind etwas in den Mund fließen. Nützt das nicht, so streicht man etwas Glyzerin an die Warze. Die Kinder lassen sich durch den süßen Geschmack oft überlisten und saugen weiter an der Brust. Führt auch das nicht zum Ziel, so versuche man das Kind durch ein Saughütchen an der Brust trinken zu lassen. Im Notfalle setze man eine Mahlzeit aus und versuche durch Hungernlassen sein Glück. Häufig findet man trinkfaule Kinder. Die Kinder trinken ein paar Züge kräftig, hören dann auf und schlafen ein. Diese Kinder müssen durch Klopfen auf das Gesäß immer wach gehalten werden.

Es gibt auch Kinder, die zu schwach sind, um an der Brust zu trinken. Diese müssen die abgespritzte Milch im Löffel oder in der Flasche erhalten. Die Entscheidung trifft der Arzt. Natürlich kann die Stillschwierigkeit auch an der Mutter liegen. Es gibt Frauen, die zu wenig Milch haben. Das läßt sich nicht durch Besichtigung und Betastung der Brust feststellen. Bekommt ein gut saugendes, kräftiges Kind in 24 Stunden nicht genügend Nahrung, wie man durch Wiegen feststellt, so ist Milchmangel anzunehmen. Reichliche Flüssigkeitszufuhr, Sorge für völlige Entleerung der Brust nach jeder Mahlzeit. Überhaupt ist die Entleerung der Brust, am besten durch Saugen des Kindes, der beste Anreiz für die Sekretion der Brustdrüse. Setzt man diese Entleerung aus, so sammelt sich nicht etwa die Milch, sondern die Sekretion versiegt.

Straffe Brüste (= schwergehende Brust) erschweren dem Kinde das Saugen. Man tut gut, die Milch nach dem Anlegen abzusaugen, bei reichlicher Milchsekretion darf man vorübergehend ein leicht wirkendes Abführmittel (Karlsbader Salz) geben, um dem Körper etwas Flüssigkeit zu entziehen.

Formfehler der Warzen verhindern, daß das Kind die Warze in den Mund bekommt. Bei der Hohlwarze ist die Warze in den Warzenhof eingezogen, statt ihn zu überragen. Hier versuche man unmittelbar vor dem Anlegen die Warzen durch einen kleinen

Sauger oder eine Milchpumpe aus ihrem Bett herauszuheben. Gelingt das nicht, so läßt man das Kind durch ein Warzenhütchen trinken.

Beim Wundsein der Warze macht das Stillen der Wöchnerin große Schmerzen. An einer wunden Brust soll das Kind nur durch ein Warzenhütchen trinken.

Ist aus irgendeinem Grunde die Ernährung des Kindes an der Brust nicht möglich, so muß es künstlich ernährt werden.

Über Zubereitung der Nahrung, Wickeln der Kinder und Erkrankungen siehe die Lehrbücher über Säuglingspflege.

Jedes Kind wird, sobald der Nabel abgefallen ist, täglich in Wasser von 32° bis 35° C gebadet. Es wird so im Badewasser gehalten, daß in Mund, Augen und Nase kein Wasser kommt. Nach dem Baden sorgfältiges Trocknen des Körpers, besonders sorgfältig in den Hautfalten der Schenkelbeugen, am Gesäß und in den Achselfalten. Erst wenn der Körper des Kindes ganz trocken ist, wird gepudert. Wenn die Hautfalten nicht sorgfältig getrocknet sind, bilden Feuchtigkeit und Puder eine Borke, die das Wundsein des Kindes fördert. Weißlicher Belag im Munde (Schwämmchen), Sekret aus den Augen, Ausschlag am Körper oder Wundsein ist dem Arzt zu melden.

4. Das Untersuchungszimmer.

Wir betreten jetzt den Verband- oder Untersuchungsraum, um eine Anzahl Untersuchungen und Behandlungen hier auszuführen. Bevor wir jedoch unsere Arbeit aufnehmen, wollen wir uns einmal in dem Untersuchungszimmer umsehen und uns mit der Einrichtung dieses Raumes vertraut machen.

Die Einrichtung des Untersuchungszimmers.

Im Aussehen des Untersuchungszimmers spiegeln sich Fleiß, Sorgfalt und Ordnungsliebe der Schwester. Hier sei das Schmuckkästchen der Station!

Welches sind seine wichtigsten Einrichtungsgegenstände?

Wir finden eine Waschgelegenheit, einen Tisch für Instrumente und Verbandstoffe, einen Schrank oder ein Wandbrett mit den wichtigsten Arzneimitteln, wie Salben, Verbandwässer usw.; einen Untersuchungstisch oder -stuhl und einen Eimer. Selbstverständlich werden die Einrichtungen des Untersuchungszimmers mit den verschiedenen Sondergebieten der Medizin wechseln: das Untersuchungszimmer einer Magen-Darmstation sieht anders aus als das einer chirurgischen Abteilung.

Welche Aufgabe stellt nun das Untersuchungszimmer an die Schwester ?

Daß hier ganz besonders Sauberkeit herrschen muß, braucht wohl kaum erwähnt zu werden. Meistens finden wir wohl fließendes Wasser. Auf der Waschtoilette befinden sich ständig: in einer Seifenschale ein Stück Seife, eine Handbürste, die am besten in sogenannter Bürstenschale in $1^0/_{00}$ iger Sublimatlösung aufgehoben wird, eine Nagelfeile und Nagelschere, daneben ein sauberes Handtuch. Außerdem gehört zur Händedesinfektion eine Waschschale mit einer desinfizierenden Flüssigkeit (z. B. $1^0/_{00}$ ige Sublimatlösung).

Die Handbürste wird ausgekocht, wenn sie zur Desinfektion von besonders infektiösem Material benutzt worden ist. Sonst genügt es, sie ein- bis zweimal in der Woche durch Kochen zu sterilisieren, da durch zu häufiges Kochen die Bürsten leiden. Die Sublimatlösung, in der sich die Bürste befindet, wird sofort erneuert, wenn etwas Seifenschaum mit in die Lösung gekommen ist. Denn durch Verbindung von Seife mit Sublimat wird die desinfizierende Wirkung des Sublimats aufgehoben. Selbstverständlich wird die Lösung auch nach jeder anderen Verunreinigung, z. B. Blut und Eiter, erneuert. Die Bürsten dürfen aber nicht zu lange in der Flüssigkeit liegen bleiben, sondern müssen von Zeit zu Zeit getrocknet werden, da sie sonst verderben. Auch Nagelbürste und Schere werden häufig durch Kochen oder Einlegen in Alkohol desinfiziert.

Die Bedürfnisse der Station bestimmen das vorrätig zu haltende Instrumentarium und Verbandmaterial. Wir haben steriles und nicht steriles Verbandmaterial zur Verfügung. Das sterile Verbandmaterial befindet sich in den Schimmelbuschtrommeln oder Körben aus Weidengeflecht, die innen mit Leinen oder Segeltuch überzogen sein müssen. Im allgemeinen wird es genügen, in den Trommeln steril bereit zu halten: Tupfer und Kompressen aus Mull in verschiedener Größe, Krüllmull, auch Bauschen genannt, einige Mullbinden, Zellstoff und Watte. Die sterilen Verbandstoffe dürfen keinesfalls mit der Hand der Trommel entnommen werden. In dem Zimmer ist dauernd ein Standgefäß mit 3 %iger Lysollösung oder Seifenspiritus zurechtzuhalten, in dem sich eine sterile Kornzange oder lange anatomische Pinzette befindet. Mit dieser werden auch die sterilen Verbandstoffe und Instrumente zugereicht. Man tut gut, für den Verbandwechsel die sterilen Instrumente vorher auf einem Tisch zurechtzulegen. Der Instrumententisch — am besten ein Tisch mit einer Glasplatte — wird morgens abgeseift und danach mit 3 %iger

Lysollösung gewaschen. Der Tisch wird dann mit einem sterilen Tuch bedeckt und die sterilen Instrumente werden daraufgelegt. Damit sie nicht unsteril werden, deckt man sie mit einem zweiten sterilen Tuch zu. An notwendigsten Instrumenten brauchen wir mindestens eine chirurgische und anatomische Pinzette, Kornzange, eine Sonde, eine. gerade und gebogene Schere, eine kurze und eine lange Klemme, ein Messer, eine kleine (1 bis 2 ccm) und eine größere (10 bis 20 ccm) Spritze mit mehreren Kanülen verschiedener Länge und Stärke. Außerdem empfiehlt es sich, einige Reagenzgläser, Glas- und Emailleschalen, sowie Glasdrains stets keimfrei auf diesem Tisch bereitzuhalten. Das ist das unbedingt notwendige Instrumentarium, zu dem je nach Bedarf und Anordnung andere Instrumente hinzugelegt werden können. An Arzneimitteln und Verbandzeug halten wir alles bereit, was für die Wundpflege und Verbände in Frage kommt: für feuchte Verbände eine Flasche mit essigsaurer Tonerde, Alkohol, Kreolin (2%), Äther, Wasserstoffsuperoxyd, Borwasser, destilliertes Wasser, physiologische Kochsalzlösung, Jodtinktur, die wichtigsten Salben wie Lanolin, Vaselin, Borsalbe, schwarze Salbe, graue Salbe, Zinkpaste, mehrere Puderarten, wie Talkum, Vioform, Jodoform, ferner Mastiol und Heftpflaster in verschiedenen breiten Rollen (1 cm, 2 cm, 5 cm). Wir brauchen ferner Chloräthyl zur örtlichen Betäubung und zur Inhalation, sowie Äther und Chloroform zur Narkose. Außerdem ein Narkoseinstrumentarium bestehend aus Narkosemaske, Tropfflasche, Mundsperrer, Zungenfaßzange, Stieltupfer zum Auswischen von Mund und Rachen und eine Brechschale (= Eiterbecken). Dazu gehören die wichtigsten Herzmittel wie steriles Kampferöl und Koffein. Außerdem ein Glas und eine Schnabeltasse, um bei Schwächezuständen etwas Wein, Kognak (was eine bedachte Schwester auch hier vorrätig halten wird) oder Wasser zur Labung zu reichen. Wir brauchen ferner einige Eiterschalen für die schmutzigen Verbandstoffe und Instrumente. Für Verbände brauchen wir noch unsterile Mull-, Gaze- und Gipsbinden, Zellstoff, entfettete Polsterwatte und einige Kramer- und Volkmannsche Schienen, sowie Schusterspan. Für Tuchverbände brauchen wir einige drei- und viereckige Tücher, außerdem sogenannte T-Binden für Verbände nach gynäkologischen Operationen oder Wunden am Damm oder After. Für den Arzt sind noch Gummischuhe und eine Gummischürze zurechtzuhalten, ferner sterile und nicht sterile Gummihandschuhe und Fingerlinge.

Der Untersuchungstisch oder -stuhl wird täglich abgeseift

und danach mit Kresolseifen-, Lysol- oder Sublimatlösung abgewaschen. Auch die Polsterungen, die sich auf gynäkologischen Untersuchungsstühlen befinden, werden durch Abwaschen mit einer der genannten Flüssigkeiten desinfiziert. Auf den Tisch wird ein auf dieselbe Weise gesäubertes Gummituch gelegt. Wir halten ferner noch einen Spülständer mit Irrigator, Schlauch und Ansatzstück für Spülungen oder Einläufe und einen Eimer bereit.

Wir wollen vorläufig annehmen, daß das Zimmer von den Heinzelmännchen vollständig in Ordnung gebracht, daß alles richtig vorhanden ist, die Instrumente und Verbandmaterial steril aufgestellt sind. Nachdem wir im Verbandzimmer gearbeitet haben, werden wir die Behandlung unseres Handwerkzeuges besprechen.

Die Tätigkeit im Untersuchungszimmer.

Bei der Bestimmung der Reihenfolge, in der jetzt die Patienten im Untersuchungszimmer verbunden oder behandelt werden, muß ein gewisses System herrschen: aseptische Verbände kommen vor infizierten, kurz dauernde, leichte Untersuchungsmethoden vor den schwierigen, gleichartige Behandlungen möglichst hintereinander oder zu gleicher Zeit.

Jetzt ist alles vorbereitet. Wir können unsere Arbeit beginnen. Die Schwester streift zum Verbandwechsel im Interesse der Sauberkeit ihre Kleiderärmel möglichst bis über die Ellbogen hoch, wäscht sich gründlich die Hände und wird nun zur Mitarbeiterin des Arztes. Wenn hier geschickte Arbeitsteilung herrscht, wickelt sich die Arbeit leicht und mühelos ab.

Die Entfernung der Fäden. Zunächst wird ein Patient hereingefahren, der vor einigen Tagen eine Bauchoperation durchgemacht hat. Es sollen die Fäden entfernt werden. Die Schwester wickelt sofort die Binde ab und entfernt mit einer Kornzange die oberflächlichen Verbandstofflagen. Keinesfalls darf sie die letzten, die Wunde bedeckenden Verbandstoffe fortnehmen. Sie kann Verklebungen aufreißen und damit Unheil anstiften. Ist der Verband bis dahin entfernt, reicht sie dem Arzt eine sterile anatomische Pinzette, mit der die letzte Verbandschicht fortgenommen wird. Sie hält dabei ein Eiterbecken zurecht, damit der Arzt die gebrauchten Verbandstoffe sofort hineinlegen kann. Merkt sie, daß die Verbandstoffe durch Blut oder anderes Sekret festkleben, so reicht sie von selbst sofort eine Flasche mit Wasserstoffsuperoxyd. Dieses hat die Eigenschaft, angetrocknetes Blut unter Schaumbildung zu lösen. Das Abnehmen eines Verbandes soll, wie möglichst die meisten ärztlichen Verrichtungen, schmerzlos geschehen. Durch Abweichen der Verbandstoffe mit Wasserstoffsuperoxyd lassen sich auch festgeklebte Verbandstoffe von größeren Wundflächen, wie z. B. Amputationsstümpfen, schmerzlos entfernen. Zu der anatomischen Pinzette wird eine spitze Schere mit einer spitzen Branche gereicht. Jetzt kann der Arzt die Fäden entfernen. Inzwischen ergreift die Schwester mit einem sterilen Instrument einen sterilen Tupfer und hält diesen dicht neben der Seite der Wunde, auf welcher der Arzt steht. Die entfernten Fäden werden so von der Pinzette des Arztes schnell auf den Tupfer abgestreift. Der Tupfer wird immer genau in Höhe des gerade zu entfernenden Fadens gehalten.

Viele Ärzte pflegen nach Entfernung der Fäden die Wunde mit Jodtinktur zu bestreichen. Die Schwester nimmt, nachdem sie den Tupfer mit den entfernten Fäden ins Eiterbecken geworfen hat, einen kleinen sterilen Tupfer in ein Instrument oder besser ein an seinem Ende mit steriler Watte umwickeltes Holzstäbchen (wie man es für den Diphtherieabstrich kennt) und gießt über der Eiterschale so viel Jodtinktur über die Watte, daß diese mit Jodtinktur getränkt ist. Damit wird die Narbe bestrichen. Darauf wird steriler Mull und etwas steriler Zellstoff (oder Watte) zur Bedeckung der Wunde gereicht; zum Schluß wird der Verband mit Binden festgewickelt. Die verschiedenen Bindenverbände sollen hier nicht besprochen werden. Es sei hier nur allgemein bemerkt, daß Bindenverbände, die um große Körperteile wie Brust oder Bauch gelegt werden, nur dann fest sitzen können, wenn man die Binde nicht direkt auf dem Körper abwickelt, sondern bei jeder Rundtour den Bindenkopf $^1/_2$ bis 1 m von der Binde abrollt und unter mäßig starkem Zug am Bindenkopf das abgerollte Stück um den Körper zieht. Auf diese Weise kann man einen festsitzenden Verband anlegen.

Der Mastisolverband. Es erscheint jetzt ein Patient, bei dem ein Mastisolverband erneuert werden soll. Der Mullschleier, der mit Mastisol an der Haut festgeklebt war, läßt sich gewöhnlich leicht und schmerzlos abziehen. Bei empfindlichen Patienten kann man das Abziehen des Schleiers durch einen mit Äther, Benzin oder Tetrachlorkohlenstoff durchtränkten Tupfer erleichtern, der über den Schleier gewischt wird, und das Mastisol löst. Nach Entfernung jedes Mastisolverbandes ist es nötig, einen Tupfer mit einer der genannten Flüssigkeiten unaufgefordert zu reichen, um das vom letzten Verband haften gebliebene, verharzte Mastisol zu lösen, das einerseits zu Unsauberkeit und Haut-

reizung führt, anderseits verhindert, daß der neue Verband gut
klebt. Hierbei sei bemerkt, daß man beim Gießen von Flüssigkeiten (z. B. Äther, Alkohol, Mastisol) auf Tupfer stets ein Eiterbecken unter den Tupfer hält. Nur auf diese Weise wird vermieden, daß Mastisol nicht am Fußboden klebt, der Alkohol
nicht den Lack löst, oder Ätherflecke den Linoleumboden unan-
sehnlich machen. Nach gründlicher Reinigung der Haut mit
Äther oder Benzin wird auf einen Wattepinsel Mastisol gegossen
und die Haut in breiter Umgebung der Wunde bis auf wenige
Millimeter an diese heran mit Mastisol bepinselt. Keinesfalls
darf Mastisol auf die Wunde selbst kommen. Man wartet jetzt
einige Augenblicke. Dann verdunstet das Lösungsmittel des
Mastisols und man erreicht eine bessere Klebfähigkeit. Nachdem
die Wunde mit den gewünschten Verbandstoffen bedeckt ist,
nimmt man einen nicht zu engmaschigen, viereckigen Mullschleier, der über die bestrichene Fläche reicht, ergreift ihn an
zwei benachbarten Ecken und läßt eine andere Person die beiden
anderen Ecken halten. Unter Spannung legt man diesen Schleier
jetzt über die deckende Verbandschicht und die mit Mastisol
bepinselte Hautfläche. Mit einem Tupfer drückt man den Schleier
auf der mit Mastisol bestrichenen Haut fest. Man wartet nun
einige Zeit ($^1/_2$ bis 1 Minute), bis der Schleier fest klebt und
schneidet mit einer Schere die etwa nicht festklebenden, über-
stehenden Seitenkanten ab, so daß der ganze Schleier auch an
seinen äußersten Kanten festhaftet. Es ist liederlich, unästhetisch
und gefährlich, wenn der Schleier sich an den Seiten aufrollt,
das verharzte Mastisol verschmutzt, und auf diese Weise die
Wunde sich infizieren kann.

An behaarten Körperstellen, z. B. auf dem Kopf, in der
Schamgegend, sitzen Mastisolverbände schlecht, es sei denn,
daß man vorher die Haare gut abrasiert. Bei Entfernung eines
Mastisolverbandes von behaarten Körperteilen muß man die
Abnahme des Verbandes immer durch Lösen mit Äther oder dgl.
erleichtern, da der Zug an den Haaren natürlich schmerzhaft
ist. Ein Verbandwechsel darf im allgemeinen nie schmerzhaft
sein und jeder Schmerzensschrei des Patienten ist gewöhnlich
ein Monitum für uns.

Der Heftpflasterverband. Ein anderer, häufig gebrauchter
Klebeverband ist der Heftpflasterverband. Auch hier ist wie bei
jedem Verband darauf zu achten, daß der Verband auch wirklich
die Wunde bedeckt.

Dazu ist es nötig, daß die Heftpflasterstreifen die Verbandstoffe nach beiden Seiten beträchtlich überrragen, daß ihre Enden

nicht an den Körperstellen angebracht sind, die sich gegeneinander stark bewegen, und endlich ist darauf zu achten, daß das Pflaster gute Klebefähigkeit besitzt. Ein Heftpflasterstreifen wird z. B. an den verhältnismäßig wenig beweglichen festen Rippen einen besseren Halt haben als in der Kniekehle oder in der Leistenbeuge. Hier wird man entweder durch geschickte Wahl der Fixationspunkte (am besten Knochen) die Schwierigkeiten umgehen, oder man nimmt besser Abstand von einem Klebeverband und legt eine Binde an. Um die Klebefähigkeit des Heftpflasters zu erhöhen, erwärmt man die Klebefläche unmittelbar vor dem Gebrauch durch Anhauchen oder schnelles Durchziehen durch eine Flamme, oder man wischt einen mit Äther getränkten Tupfer schnell über die Klebefläche. Zur besseren Entfernung des Heftpflasterverbandes gelten dieselben Mittel wie beim Mastisolverband. Da Heftpflaster in der letzten Zeit sehr teuer geworden ist, wird es zweckmäßig durch Mastisolverbände ersetzt.

Der sterile feuchte Verband. Zeitweise ist man gezwungen, einen feuchten Verband steril anzulegen. In eine sterile, möglichst nicht zu kleine Schale wird die Verbandflüssigkeit (essigsaure Tonerde, Kreolin oder dgl.) gegossen und die sterilen Verbandstoffe mit einem Instrument (Pinzette, Kornzange) in die Flüssigkeit getaucht, so daß diese völlig durchtränkt werden. Nimmt man die Verbandstoffe nun aus der Flüssigkeit, so triefen sie so, daß man sie nicht an den Patienten bringen kann, ohne ihn mehr als gewünscht zu durchnässen. Man muß also zunächst die überflüssige Feuchtigkeit entfernen.

Dazu erfaßt man den Verbandstoff mit zwei Instrumenten (Kornzangen) an zwei diagonal gelegenen Ecken und drückt durch drehende Bewegungen um die Instrumentenachse die Flüssigkeit aus. Tropft nach dieser Manipulation noch Flüssigkeit herunter, so führt man dasselbe Manöver nochmals aus, indem man aber jetzt die beiden anderen Ecken ergreift. Zellstoff läßt sich nicht auf diese Art anfeuchten. Er ballt sich in Flüssigkeit zusammen und zerreißt beim Ausdrücken. Will man über einen feuchten Verband noch feuchten Zellstoff bringen, so muß man den Zellstoff erst steril auf den feuchten Verband legen und die Flüssigkeit vorsichtig darauf gießen. Die feuchten Verbandstoffe müssen — wenn es nicht anders angeordnet wird —, von einer Lage wasserdichten Stoff (Billroth-Battist) völlig überdeckt werden, damit die Flüssigkeit nicht zu schnell durch die Körperwärme verdunstet und die Wäsche des Patienten nicht naß wird. Ein feuchter Verband soll im allgemeinen nicht länger

als 24 Stunden liegen bleiben, da er die Haut angreift und zu
einer Gefahr werden kann.

Die Technik der einzelnen Verbände sowie die Besprechung
des Gipsverbandes übergehen wir, da sie in jedem Schwestern-
Lehrbuch ausführlich besprochen sind.

Blutentnahme; intravenöse Injektionen. Wir wenden uns
jetzt einer Tätigkeit zu, bei der die geschickte Schwesternhand
wertvolle Hilfe leisten kann: Blutentnahme (z. B. zur Wasser-
mannschen Reaktion) und Einspritzungen in die Blutadern,
sogenannte intravenöse Injektionen. Ordnet der Arzt bei einem
Patienten eine Blutentnahme oder eine intravenöse Injektion an,
so muß die Schwester alles, aber auch alles, was zur Ausführung
nötig ist, auf einem Tischchen bereitgestellt haben, wenn der
Arzt an das Bett tritt. Was gehört zur Blutentnahme? Die
Schwester wird hier wie bei allen anderen Vorbereitungen, die sie
selbständig zu treffen hat, am wenigsten etwas vergessen, wenn
sie im Geiste die einzelnen Akte der Operation in genau zeitlicher
Reihenfolge an sich vorüberziehen läßt oder sich vorstellt, sie
würde die Operation selbst ausführen. In dieser Beziehung ist
die Vorbereitung zur Blutentnahme oder intravenösen Injektion
eine gute Vorübung für schwierigere Tätigkeiten und in gewissem
Sinne ein Maßstab für Zuverlässigkeit und Selbständigkeit einer
Schwester.

Was muß man also zur Blutentnahme bereitstellen? Das
Blut wird gewöhnlich aus einer Blutader (Vene) der Ellenbeuge
entnommen. In den Blutadern fließt der Blutstrom von den
entferntliegenden Körperteilen zum Herzen. Hindert man diesen
Rückfluß zum Herzen, indem man z. B. auf eine Vene einen
Druck ausübt, so „staut" sich das Blut in der Vene, was darin
zum Ausdruck kommt, daß die Vene anschwillt. Um die Vene
nun für unsere Aufgabe geeignet zu machen, müssen wir das Blut
in der Vene stauen. Das erreicht man an der Armvene, indem man
einen Gummischlauch oder auch ein Handtuch unter leichtem
Anziehen mitten um den Oberarm legt. Nun ist es nötig, die
Haut zu desinfizieren: wir brauchen also einige Mulltupfer und
Desinfektionsflüssigkeit (Alkohol). In einer kleinen, sterilen
Schale befindet sich die Kanüle zur Blutentnahme. Am besten
werden mehrere Kanülen verschiedener Stärke vorbereitet. Die
Schwester überzeugt sich vorher, daß die Kanüle eine Spitze
hat, also scharf ist, daß ein bewegliches, dünnes Drähtchen
(Mandrin) so in die Kanüle gelegt ist, daß es beide Enden der
Kanüle überragt, d. h. die Kanüle durchgängig ist. Manche
Ärzte gebrauchen zur Blutentnahme nicht eine gewöhnliche,

sondern eine Straußsche Kanüle, manche entnehmen Blut mit einer Spritze.

Zum Auffangen des Blutes gebrauchen wir ein steriles mit dem Namen des Patienten versehenes Reagenzglas, zum Bedecken der Punktionsstelle nach der Blutentnahme einen sterilen Tupfer, der eventuell durch eine Papierbinde in der Ellenbeuge befestigt wird. Das Reagenzglas mit dem Blut wird mit einem sterilen Tupfer verschlossen und in ein Wasserglas gestellt, auf dessen Boden sich eine Lage Watte befindet. So wird verhindert, daß das leichtzerbrechliche Reagenzglas am Boden des Wasserglases zerstoßen und die Blutentnahme nochmals nötig wird. Da bei der Blutentnahme manchmal durch danebenfließendes Blut die Bettwäsche beschmutzt wird, ist jedesmal unter den Arm ein Gummituch zu legen. Sofort nach der Blutentnahme ist die Kanüle zu reinigen, damit das eintrocknende Blut die Kanüle nicht verstopft; am besten spritzt man sofort kaltes Wasser durch die Kanüle. (Keinesfalls Alkohol, der Blut zur Gerinnung bringt!)

Zur intravenösen Injektion brauchen wir wieder eine Staubinde, ein Gummituch, sterile Tupfer und Desinfektionsflüssigkeit, eine sterile Spritze mit passender Kanüle und die Injektionsflüssigkeit. Die Spritze muß vorher auf Dichtigkeit, die Nadel auf Durchgängigkeit geprüft sein. Man prüft eine Spritze auf Dichtigkeit, indem man den Kolben bis etwa zur Mitte der Spritze aufzieht und das Mundstück der Spritze mit einem Finger luftdicht verschließt. Bei jedem vorsichtigen Versuch, den Kolben jetzt weiter vorzuschieben oder zurückzuziehen, muß er immer wieder elastisch in seine Mittelstellung zurückfedern. Die meisten Medikamente für intravenöse Injektionen werden von der Industrie in zugeschmolzenen Ampullen in den Handel gebracht. Die Schwester muß zum Öffnen dieser Ampullen noch eine scharfe Feile zurechtlegen. Die Spritze wird sofort nach jeder Injektion auseinandergenommen, die Kanüle gereinigt.

Salvarsaninjektion. Die intravenöse Salvarsaninjektion, die in fast allen Kliniken ausgeführt wird, sei etwas genauer besprochen. Das — jetzt meist verwandte — Neosalvarsan ist ein in einer zugeschmolzenen Ampulle befindliches, steriles Pulver, das erst unmittelbar vor der Einspritzung gelöst wird. Die Schwester hat dazu vorzubereiten: in einem Erlenmeyer-Kölbchen etwa 10 bis 20 ccm frisch destilliertes, steriles, kaltes Wasser (im warmen Wasser kann sich Salvarsan zersetzen), ein flaches, steriles Glasschälchen in der das Salvarsan gelöst wird, eine Feile zum Öffnen der Ampulle und einen kleinen Spiritusbrenner. Zunächst wird die Ampulle mit dem Salvarsan aufgefeilt. Um nun beim Ausschütten des Salvarsans den sterilen Inhalt nicht mit dem unsterilen Glasrand der Ampulle in Berührung zu bringen, sterilisiert man ihn durch rasches Hindurchziehen durch die Spiritusflamme. Nun wird in das Schälchen die vom Arzt angegebene Menge Wasser gegossen und das Salvarsan langsam in das Wasser geschüttet. Es löst sich darin mit klar gelber Farbe auf. Nur ganz frisch bereitete Salvarsanlösungen dürfen injiziert werden. Bei längerem Stehen zersetzt sich die Salvarsanlösung und kann schwere Vergiftungserscheinungen hervorrufen, wenn sie trotzdem eingespritzt wird.

Wir wenden uns nun den Vorbereitungen für einige spezielle Untersuchungen zu.

5. Hilfeleistung bei Augenuntersuchungen.

Wir beginnen mit einer augenärztlichen Aufgabe. Durch die Erfindung des Augenspiegels ist es den Ärzten möglich, das Innere des Auges zu erleuchten, den Augenhintergrund zu untersuchen und daraus manche wichtigen Diagnosen zu stellen. Bei dieser Untersuchung sitzt der Arzt dem Patienten dicht gegenüber. Wir stellen also zwei Stühle einander gegenüber auf. Die Untersuchung findet in einem verdunkelten Zimmer bei künstlicher Beleuchtung statt. Wir bringen den Kranken in ein verdunkelbares Zimmer, besorgen den Augenspiegel mit den dazugehörigen Vergrößerungsgläsern und eine Lichtquelle, deren Lichtstrahlen mit dem Augenspiegel in das Auge geworfen werden (Petroleumlampe). Um zu verhindern, daß sich die Pupille bei der Durchleuchtung verengt und die Untersuchung erschwert, pflegen viele Ärzte vor der Untersuchung die Pupille durch Einträufelung einiger Tropfen Atropin oder Homatropin zu erweitern. Die Schwester muß also zur Augenhintergrunduntersuchung diese Lösung bereitstellen. Sie selbst stellt sich während der Untersuchung nach Anweisung des Arztes mit der Lampe dicht hinter den sitzenden Kranken.

6. Hilfeleistung bei Hals-, Nasen-, Ohrenuntersuchungen.

Zur Untersuchung von Nase, Hals, Kehlkopf und Ohren brauchen wir wieder ein verdunkelbares Zimmer und eine künstliche Lichtquelle. Zur Nasenuntersuchung ist zurechtzulegen: ein kreisrunder, in der Mitte durchbohrter Hohlspiegel, den sich der Arzt um die Stirn bindet, ein sogenannter Stirnreflektor. Mit diesem werden die Lichtstrahlen auf die zu untersuchende Stelle reflektiert. Ein Nasenspekulum zur Erweiterung des Naseneinganges (Nasenloches), um das Innere der Nase besser übersehen zu können. Die Nase mündet bekanntlich hinten in den Rachenraum. Auch vom Rachen aus ist die Nase zu besichtigen. Man bedient sich dazu eines kleinen Nasenspiegels zur „hinteren Nasenuntersuchung" (lateinisch Rhinoscopia posterior). Der Patient muß den Mund öffnen, die Zunge wird mit einem Mundspatel, der bereitliegen muß, heruntergedrückt. Der Spiegel wird leicht erwärmt in den Mund eingeführt, damit er in der warmen Mundhöhle nicht beschlägt: es müssen also eine Spirituslampe und Streichhölzer zurechtgelegt sein. Die gebrauchten Instrumente werden in eine Eiterschale gelegt.

Zur Untersuchung des Kehlkopfes brauchen wir wieder den Stirnreflektor, um im verdunkelten Zimmer mit künstlicher Beleuchtung den Kehlkopfeingang zu erhellen. Dieser läßt sich nur mit dem sogenannten Kehlkopfspiegel, einem vergrößerten Modell des eben beschriebenen Nasenspiegels, sichtbar machen, wenn die Zunge des Patienten stark nach vorn gezogen wird. Die Zunge wird entweder mit dem Taschentuch des Patienten erfaßt, oder die Schwester legt zu diesem Zweck einige Mulllappen von 12 bis 15 cm Länge und 8 bis 10 cm Breite zurecht. Selbstverständlich brauchen wir wieder die Spiritusflamme zur Erwärmung des Kehlkopfspiegels.

Bei der nicht vom Facharzt ausgeführten Ohrenuntersuchung wird gewöhnlich der äußere Gehörgang mit dem Trommelfell besichtigt. Man kann diese Untersuchung sowohl mit Sonnenlicht als auch mit künstlicher Beleuchtung anstellen. Für beide Fälle brauchen wir den Stirnreflektor. Zur besseren Übersicht gebraucht man kleine Ohrentrichter oder Ohrenspiegel. Etwas Watte und eine knieförmig gebogene, sogenannte Ohrenpinzette, dienen zur Reinigung des Ohres. Die gebrauchten Instrumente kommen in eine Eiterschale. Zur genaueren Untersuchung des Ohres wird eine Stimmgabel zurechtgehalten.

Zur Entfernung von verhärtetem Ohrenschmalz wird der äußere Gehörgang ausgespült. Es werden ein bis zwei Liter warme Bor- oder Sodalösung bereitet. Mit einer Blasenspritze wird der Gehörgang ausgespritzt. Die Schwester hält das Eiterbecken mit dem nierenförmigen Ausschnitt dicht unter das Ohr, um die zurücklaufende Flüssigkeit aufzufangen. Außerdem schützt eine Gummischürze den Patienten vor Durchnässung.

7. Magenuntersuchung.

Zur Untersuchung und Behandlung des Magens wird die Magenausheberung und Magenspülung angewandt. Nach einer bestimmten, vom Arzt angeordneten Mahlzeit wird der Mageninhalt künstlich herausgefördert: der Patient wird auf einen Stuhl gesetzt und ihm eine Gummischürze vorgebunden. In einer Schüssel mit Wasser liegt der Magenschlauch, der durch Mund und Speiseröhre in den Magen geführt wird.

Der Patient bekommt ein mit seinem Namen versehenes Glas in die Hand, in das der ausgeheberte Mageninhalt fließt. Für den Arzt wird eine Gummischürze, eventuell auch Gummischuhe bereit gehalten. Die Schwester nimmt ein Eiterbecken zur Hand, um eventuell den neben dem Magenschlauch aus dem Mund fließenden Speisebrei aufzufangen. Soll der Magen gespült werden, so braucht man außerdem eine Kanne mit einer Spülflüssigkeit (Borwasser, klares Wasser mit Karlsbader Salz) von Körperwärme, einen großen Trichter, der auf das Ende des Schlauches aufgesetzt wird, um das Spülwasser hineinzugießen, und einen Eimer, in den das Spülwasser nach seiner Passage durch den Magen fließt. Arzt und Schwester arbeiten sich hierbei Hand in Hand. Der Gang der Magenspülung ist folgender: der mit dem Trichter armierte Magenschlauch wird vom Arzt dem Patienten in den Magen geführt. Die Schwester hält mit der linken Hand den am Schlauch befindlichen Trichter, so daß sich dieser etwas unterhalb der Mundhöhe des Patienten befindet, mit der rechten Hand gießt sie etwa $^3/_4$ bis 1 Liter Spülflüssigkeit in den Trichter. Nun wird der Trichter erhoben, so daß die Spülflüssigkeit in den Magen fließt. Bevor der letzte Rest Wasser aus dem Trichter im Magenschlauch verschwindet, senkt sie den Trichter rasch, so daß durch Heberwirkung das Wasser aus dem Magen wieder durch den Schlauch in den Trichter und von hier in den bereit gehaltenen Eimer fließt. Kurz bevor das ganze Spülwasser abgeflossen ist, gießt die Schwester wieder $^3/_4$ bis 1 Liter Wasser in den Trichter nach und erhebt ihn wieder, um auf diese Weise nach Möglichkeit zu verhindern, daß Luft in den Magen kommt. Diese Prozedur wird so lange wiederholt, bis das Spülwasser klar abfließt. Beim Herausnehmen des Magenschlauches ist dieser abzuklemmen, damit hierbei das noch im Schlauch befindliche Wasser nicht durch den Kehlkopf in die Lungen kommt.

8. Röntgenuntersuchungen.

Hier mögen einige Bemerkungen Platz haben über Obliegenheiten der Schwester bei Röntgenuntersuchungen.

Während bei Untersuchungen von Herz, Lunge und Knochensystem mit Röntgenstrahlen keinerlei Vorbereitungen notwendig sind, muß bei allen Röntgenuntersuchungen von Magen, Darm,

Niere und Blase der Patient gut abgeführt haben. Am Tage vor der Aufnahme wird durch ein Abführmittel reichlich Stuhlgang erzielt, am Abend vor der Aufnahme wird der Darm noch durch einen Reinigungseinlauf gesäubert. Am Tage der Aufnahme erhält der Patient bis zur Untersuchung mit Ausnahme von etwas Tee oder Kaffee nichts zu essen. Zur Untersuchung von Magen und Darm bekommt der Patient einen sogenannten Röntgenbrei. Mit seiner Zubereitung hat die Schwester gewöhnlich nichts zu tun. Dieser Brei hinterläßt oft einen weißen Stuhl, wie man ihn bei manchen Gallen- und Leberleiden findet. Am besten wird durch ein Abführmittel nach der Durchleuchtung für Entfernung der Röntgenmahlzeit aus dem Körper gesorgt.

9. Katheterisieren.

Die Untersuchung der Blase erfordert sorgfältige Mitarbeit der Schwester. Die meisten Blasenuntersuchungen beginnen mit einer keimfreien Entnahme des Harns aus der Blase mittels besonderer Instrumente, sogenannter Katheter. Der Katheterismus gestaltet sich bei der langen und kompliziert gebauten Harnröhre des Mannes bedeutend schwieriger als beim Weibe. Man braucht daher beim Manne je nach der Schwierigkeit und Besonderheit des Falles verschiedene Arten Katheter. Wir wollen nur die einfachen, komplikationslosen Fälle besprechen. Bei jedem Katheterismus soll die Schwester bedenken, daß ein Fremdkörper durch die Harnröhre in die Blase eingeführt wird. Ist dieser nicht vollständig keimfrei, so wird die Blase infiziert und ein schwerer, schmerzhafter Blasenkatarrh kann die Folge sein. Infolgedessen ist peinlichste Asepsis die Hauptbedingung bei allen Zureichungen zum Katheterismus.

Die Schwester stellt also zunächst Waschwasser mit Seife und Handbürste und eine Schale mit desinfizierender Flüssigkeit (Sublimat) zur Händedesinfektion für den Arzt zurecht. Bei Männern wird zur Erleichterung des Katheterismus ein hartes Kissen unter das Gesäß geschoben. Zum Katheterisieren des Mannes wird im allgemeinen entweder ein gebogener Metallkatheter oder ein weicher Gummikatheter, sogenannter Nelatonkatheter benutzt, die vor dem Gebrauch durch Auskochen sterilisiert sind. Vor der Zureichung des Katheters hat sich die Schwester davon zu überzeugen, daß er nicht verstopft, sondern durchgängig ist. Das geschieht, indem mit einer sterilen Spritze keimfreies Wasser vom Pavillon aus durchgespritzt wird. Um nicht Keime von der äußeren Harnröhrenmündung mit dem Katheter weiter zu schleppen, wird diese vor Einführung des

Katheters mit einem in Sublimat getränkten, sterilen Tupfer gereinigt. Die Schwester stellt also eine Sublimatschale mit einigen sterilen Tupfern zurecht. Darauf legt sie den Katheter entweder in ein steriles Handtuch, so daß sich der Arzt den Katheter selbst herausnehmen kann, oder sie reicht ihn mit einer sterilen anatomischen Pinzette zu. Da der Katheter in der langen Harnröhre des Mannes nur schlecht gleitet, wird er mit etwas sterilem Öl oder einem im Handel vorrätig gehaltenen, sterilen Gleitmittel, Katheterpurin, eingefettet. Die Schwester bringt davon einige Tropfen auf die Harnröhrenmündung oder auf den Katheter. In einer bereit gehaltenen Schale oder einem sauberen Glas wird der Urin zur Untersuchung aufgefangen. In ein Eiterbecken wird der gebrauchte Katheter gelegt. Frauen werden auf Anordnung des Arztes oft von Schwestern katheterisiert. Zum Katheterisieren der Frau werden gewöhnlich kleine Katheter aus Glas gebraucht. Die Schwester führt den Katheterismus am besten so aus: in eine Schale mit Sublimatlösung legt sie den ausgekochten Katheter und einige sterile Tupfer. Ferner hält sie eine Schale zum Auffangen des Urins bereit. Sie legt diese so zwischen die Beine der Patientin, daß der Urin aus dem Katheter direkt hineinfließen kann. Dann desinfiziert sie ihre Hände gründlich, stellt sich rechts neben die liegende Patientin, spreizt mit Daumen und Zeigefinger der linken Hand die Schamlippen der Kranken so, daß die äußere Harnröhrenmündung sichtbar wird. Jetzt nimmt sie aus der bereit stehenden Sublimatschale einen Tupfer und reinigt die äußere Harnröhrenmündung.

Der Tupfer kommt in eine Eiterschale, aber nicht in die Schale, in welcher der Urin aufgefangen wird. Nun führt sie den Katheter in die Harnröhre ein, wobei sorgfältig darauf zu achten ist, daß er nicht vorher die stark keimhaltige Scheide oder äußeren Genitalien berührt. Ist das versehentlich doch geschehen, so darf man auf diesen Fehler nicht noch einen Fehler setzen, indem man trotzdem katheterisiert. Ein schwerer Blasenkatarrh könnte die Folge sein. Es muß unbedingt ein neuer Katheter genommen werden. Der gebrauchte Katheter wird in eine Eiterschale gelegt.

10. Blasenspülung.

Oft wird an den Katheterismus eine Blasenspülung angeschlossen. Um den Katheter mit dem zur Spülung benutzten Gefäß (Spritze oder Irrigator) in Verbindung bringen zu können, muß der Katheter entweder aus Gummi bestehen oder mit einem Stück Gummischlauch an seinem Pavillon armiert werden.

Zur Blasenspülung bereitet die Schwester vor: 1. 1 bis 2 Liter Spülflüssigkeit. Diese muß steril sein, etwa Körpertemperatur haben, da heiße und kalte Flüssigkeiten die Blase schädigen. Gewöhnlich wird 3 %ige Borlösung zu Blasenspülungen verwandt, häufig auch $\frac{1}{5}$ bis 1 %$_{00}$ ige Höllensteinlösung. Diese wird aus konzentrierter Höllensteinlösung von der Schwester oft selbst hergestellt. Dabei ist jedesmal als Verdünnungsflüssigkeit keimfreies destilliertes Wasser zu nehmen, da Höllenstein in gewöhnlichem Wasser sich trübt; 2. ein Spülgefäß, d. i. entweder eine Blasenspritze oder Irrigator, dessen Schlauchende mit einem spitz auslaufenden Ansatzstück aus Glas versehen wird. Alle Teile müssen steril sein. Am Schlauch befindet sich eine Schlauchklemme, um den Flüssigkeitsstrom jederzeit absperren zu können; 3. ein Glas, am besten ein sogenanntes Spitzglas, um von Zeit zu Zeit zu untersuchen, ob das aus der Blase fließende Spülwasser klar ist; 4. einen Eimer, in den die Spülflüssigkeit hineinlaufen kann; 5. ein Gummituch zur Unterlage für den Patienten. Wird mit der Blasenspritze gespült, so werden jedesmal langsam ohne Druck 100 bis 150 ccm — je nach Anordnung des Arztes auch mehr oder weniger — Spülflüssigkeit in die Blase gespritzt. Man vermeide, Luft in die Blase zu bringen. Wird mit dem Irrigator gespült, so ist der Irrigatorständer mäßig erhöht zu stellen, so daß der Druck nicht zu stark ist. Es wird zunächst die Luft aus dem Schlauch entfernt, indem man das Glasansatzstück mit der Öffnung nach oben hält, so daß das ausfließende Spülwasser die Luft heraustreibt, und dann die Blase gespült.

11. Zystoskopie.

Zur genaueren Untersuchung der Harnwege dient die Besichtigung der Blase mit dem Blasenspiegel, die sogenannte Zystoskopie, und die Katheterisierung der Harnleiter, der Ureterenkatheterismus. Die Nieren schicken den von ihnen sezernierten Harn durch die Harnleiter in die Blase. Man kann nun mit einem geeigneten Instrument, dem Blasenspiegel oder Zystoskop, die Mündungsstelle des rechten und linken Harnleiters in die Blase sehen und von hier aus einen feinen Katheter in die Harnleiter hineinschieben, so daß es möglich ist, den von den beiden Nieren sezernierten Urin getrennt aufzufangen.

Das Zystoskop ist ein schwierig zu behandelndes, sehr empfindliches Instrument. Es besteht aus zwei Teilen, einem Metallrohr, das an einem Ende eine kleine elektrische Lampe trägt, und einen mit Gläsern und Spiegel versehenen Metallstab (die Optik genannt), der in das Metallrohr hineingeschoben wird.

Im Innern des Metallrohres befindet sich beim Ureteren-
zystoskop noch beiderseits ein schmaler Kanal, der es ermöglicht, die Ureterenkatheter aufzunehmen. Es gibt verschiedene
Arten von Zystoskopen. Wir begnügen uns mit der Beschreibung
der Hauptprinzipien, die der Schwester verständlich sein müssen.
Die Schwester muß das Zystoskop, das sie dem Arzt reicht,
vorher geprüft haben und genau wissen, daß es funktioniert.
Dazu prüft sie zunächst die Optik. Sie blickt durch die
Linse der Optik hindurch und muß alle Gegenstände und Personen
im Zimmer, die sie in den Bereich des Fensterchens an der Spitze
der Optik bringt, einwandfrei klar erkennen.
Die Linse und das Fenster werden mit einem mit Äther getränkten Tupfer abgerieben, bis das Bild klar ist. Bleibt das Bild
verschleiert, so ist die Optik unbrauchbar und muß vom In-
strumentenmacher repariert werden. Nun wird das elektrische
Lämpchen geprüft. Von der elektrischen Anschlußstelle führt
eine Leitungsschnur zu einem eingeschalteten Widerstand, der
die Stromstärke zu regulieren gestattet. Von hier führt eine
Leitungsschnur zu einem kleinen Kabel, das den Kontakt mit
dem Zystoskop ermöglicht. Unter Benutzung des zwischengeschalteten Widerstandes ist vorsichtig auszuprobieren, ob das
Lämpchen brennt. Man reguliert den Widerstand so, daß die
zunächst schwachglühenden Metallfäden der Lampe ein helles
Licht geben. Doch Vorsicht ist geboten! Die Lampe brennt
schnell durch. Gelingt es nicht, das Lämpchen zum Brennen zu
bringen, so wechsle man es aus. Oft liegt aber der Fehler an
irgendeiner schadhaften Stelle in der Leitung, und nur sorgfältige Untersuchung kann Hilfe schaffen. Der röhrenförmige
Teil des Zystoskops, dessen Spitze das Lämpchen trägt, hat an
seinem anderen Ende gewöhnlich einen abschraubbaren Teil.
Hier befindet sich ebenso wie an den abschraubbaren Einfüh-
rungsstücken für die Ureterkatheter ein Dichtungsring. Tropft
nach der Einführung das Zystoskop an einer der genannten
Stellen, so müssen die Dichtungsringe untersucht, und wenn sie
schadhaft sind, ausgewechselt werden. Nun werden die Ureterkatheter genau untersucht, ob sie keine schadhaften oder brüchigen
Stellen haben; denn sonst könnte der Ureterkatheter im Harnleiter oder in der Blase abbrechen und stecken bleiben. Die
Ureterenkatheter müssen auf ihre Durchgängigkeit geprüft
werden, indem man steriles Wasser durchspritzt. Dieses muß
im Strahle und nicht tropfenweise den Katheter verlassen. Nun
weiß die Schwester, daß ihr Instrumentarium in Ordnung ist.
Der Kranke kann hereingebracht werden. Zweckmäßig läßt man

ihn vorher gut abführen. Er wird auf den Untersuchungsstuhl gebracht, die Beine an den Beinhaltern befestigt. Zunächst wird der Patient katheterisiert, der Urin in einem mit Namen versehenen Glas aufgefangen und aufgehoben. Darauf wird die Blase mit Borwasser gespült, bis das Spülwasser klar abfließt, und dann mit etwa 200 ccm Borwasser gefüllt. Man verwendet, um einen Maßstab für die verbrauchten Flüssigkeitsmengen zu haben, graduierte Irrigatoren. Darauf wird das Zystoskop eingeführt, sofern nicht schon vorher ein sogenanntes Spülzystoskop angewandt war. Selbstverständlich geschehen alle Manipulationen wieder steril, also das Instrumentarium ist steril, die Harnröhrenmündung wird vorher mit einem Sublimattupfer gereinigt. Nun reicht die Schwester das an dem zwischengeschalteten Widerstand befestigte Kabel. Der Arzt schaltet den Strom ein und untersucht die Blase. Jetzt wird der Ureterenkatheter verlangt. Die Schwester führt mit einer anatomischen Pinzette oder mit einem sterilen Tupfer den Katheter langsam in die zugehörige Öffnung. Sie reicht dann dem Arzt einen sterilen Tupfer, damit dieser den Katheter steril weiter vorschieben kann. Den Pavillon des Ureterkatheters hält sie hoch, damit durch ihn nicht unnötig Flüssigkeit aus der Blase abfließt. Erst wenn der Arzt den Katheter in den Harnleiter eingeführt hat, senkt sie den Pavillon und läßt den direkt aus der Niere kommenden Harn in ein bereitgehaltenes Reagenzglas fließen, auf dem außer dem Namen des Patienten deutlich ein „R" oder „L" geschrieben ist, je nachdem es sich um den Urin der rechten oder linken Niere handelt. Die Einführung des Ureterkatheters auf der anderen Seite gestaltet sich entsprechend. Ein einfaches Verfahren, die Reagenzgläser an den Ureterenkathetern zu befestigen, besteht darin, daß man die Ureterenkatheter etwa zur Hälfte in die Reagenzgläser eintauchen läßt und die Gläser mit einem Wattepfropfen ziemlich fest verschließt. Die Gläser mit den aus den Ureteren gewonnenen Urinen müssen von der Schwester besonders sorgfältig aufgehoben und dem Arzt direkt zur Untersuchung übergeben werden, damit die schwierige und für den Kranken oft schmerzhafte Untersuchung nicht vergebens gewesen ist.

Die Vorbereitung für die Nierenuntersuchung ist aber noch nicht vollständig. Will man die Funktionstüchtigkeit der Nieren prüfen, so wird dem Kranken ein blauer Farbstoff eingespritzt, der nach kurzer Zeit in das Blut und durch die Nieren in den Harn übergeht. Durch Beobachtung im zystoskopischen Bilde wird genau nach der Uhr festgestellt, wieviel Minuten nach der Injektion vergehen, bis die ersten Tropfen blauen Urins in der Blase erscheinen. Aus der Verlängerung der Ausscheidungszeit lassen sich Schlüsse auf Erkrankung der Niere ziehen.

Den Farbstoff für die Blaulösung — Indigokarmin — gibt es fertig in Tabletten. Eine Tablette wird in 20 ccm sterilem Wasser durch Kochen in einem Erlenmeyerkölbchen gelöst und dann in ein steriles, flaches Schälchen gegossen, von wo es mit einer 20 ccm-Spritze aufgezogen wird. Eine nicht zu dünne Kanüle, sterile Tupfer und Alkohol zur Desinfektion der Injektionsstelle müssen vorhanden sein. Die Einspritzung wird gewöhnlich in den Oberschenkel gemacht. Die Schwester notiert sofort nach einer im Untersuchungszimmer sichtbar angebrachten Uhr die Zeit der Injektion genau nach Minuten, so daß die Zeit der ersten Blaufärbung des Urins mit Sicherheit festzustellen ist. Um die Urinsekretion während der Untersuchung zu unterstützen, gibt die Schwester dem Patienten während der Untersuchung aus einer Schnabeltasse reichlich Wasser zu trinken.

Die gewonnenen Zeitresultate schreibt sie auf einen Zettel und übergibt diesen nach der Untersuchung dem Arzt zur Einordnung in das Krankenblatt, etwa folgendermaßen:

Zystoskopie des Patienten Erich Schulz. 1. II. 22.

Blauinjektion 10^{32}.

Erste Blauausscheidung links 10^{41}, also nach 9 Minuten.

Erste Blauausscheidung rechts 10^{50}, also nach 18 Minuten.

Bei Entzündungen des nierenwärts gelegenen Endteils des Ureters, dem Nierenbecken, wird zuweilen eine Spülung des Nierenbeckens vorgenommen. Diese Spülung wird durch den Ureterkatheter mit einer sterilen Spülflüssigkeit (Borwasser, destilliertes Wasser, physiologische Kochsalzlösung) vorgenommen. Die Schwester hält für diesen Zweck zu jeder Zystoskopie eine der genannten Spülflüssigkeiten und ein geeignetes Schälchen sowie eine 20 ccm-Spritze zurecht. Hierbei ist darauf zu achten, daß das Mundstück der Spritze auf den Ureterkatheter paßt. Hat man eine Rekordspritze zur Verfügung, so muß man entweder einen Metallkonus aufsetzen, um die Spritze für den erweiterten Katheterpavillon passend zu machen, oder man setzt eine vorn stumpf abgeschliffene Kanüle von der Stärke des Katheterlumens auf die Spritze und kann auf diese Weise die Flüssigkeit einspritzen, indem man das Katheterende über die Kanüle zieht. Hat man weder Zwischenstück noch stumpfe Kanüle, so muß das erweiterte Ende des Katheters abgeschnitten werden. Das Katheterlumen paßt dann auf das Spritzenmundstück.

Zeitweise werden an die Zystoskopie Röntgenaufnahmen der Niere, des Nierenbeckens und des Harnleiters angeschlossen.

Zu diesem Zweck werden besondere, im Röntgenlicht gut sichtbare
Ureterkatheter — Röntgenkatheter (Wismut-Katheter) — gebraucht. Ähnlich wie zu Nierenbeckenspülungen wird eine Flüssigkeit in das Nierenbecken gespritzt, die auf der Röntgenplatte
sichtbar wird. Die vorzubereitenden Instrumente sind dieselben
wie zur Nierenbeckenspülung.

Für das Gelingen der Röntgenaufnahme ist es besonders
wichtig, daß der Patient gut abgeführt hat.

12. Behandlung des Zystoskops.

Bei der Empfindlichkeit und Kostbarkeit der Instrumente
ist es besonders wichtig, sie sofort nach dem Gebrauch zu reinigen
und für die nächste Untersuchung zu sterilisieren.

Die Ureterenkatheter werden aus dem Zystoskop entfernt,
die Optik aus dem Schaft herausgezogen, beide Teile in Wasser
abgespült, wobei aber die Anschlußstelle für das Kabel am Schaft
trockengehalten werden muß. Dann wird durch das Metallrohr
mit einer Spritze Karbol- oder Kresolseifenlösung, dann Alkohol
und Äther durchgespritzt. Das Zystoskop muß außen und innen
vollkommen trocken sein. Es empfiehlt sich nicht, das Rohr
durch Hindurchziehen eines Mullstreifens zu reinigen, da leicht
ein Faden zurückbleiben und dadurch das ganze Zystoskop
verderben kann. Durch Behandlung mit Alkohol und Äther
und eventuell Nachpusten mit einem Gebläse läßt sich das
Zystoskoprohr sicher trocknen. Die Kanäle für die Ureterenkatheter werden auf dieselbe Weise gereinigt und getrocknet.
Gewisse Arten von Zystoskopen sind noch weiter auseinander-
nehmbar. Hier müssen die einzelnen Teile abgeschraubt, getrocknet und mit Alkohol und Äther abgerieben werden. Die
Dichtungsringe sind nach jeder Untersuchung zu prüfen und im
Bedarfsfalle auszuwechseln. Die Optik wird mit einem Bausch
mit Lysollösung, Alkohol und Äther abgerieben und getrocknet.
In nicht ganz getrocknetem Zustand oder in einer Flüssigkeit
darf die Optik nicht in den Schaft eingeführt sein. Zur Auf-
bewahrung und Sterilisierung der Zystoskope gibt es eigens
hergestellte Standgläser, in denen die Zystoskope durch Formalindämpfe sterilisiert werden. Stehen diese Behälter nicht zur Verfügung, so werden die Zystoskope durch minutenlanges Abreiben
mit Alkohol und Äther vor dem Gebrauch keimfrei gemacht,
oder Schaft und Optik werden getrennt in ein Gefäß mit Oxy-
zyanat- oder Lysollösung gestellt.

Ureterenkatheter werden nach dem Gebrauch mit Wasser
gereinigt und entweder im Trockensterilisator oder durch $^1/_2$- bis

1 stündigen Aufenthalt in 1⁰/₀₀-Sublimatlösung sterilisiert. Auch Trockendesinfektion in geeigneten Gläsern durch Formalindämpfe ist in Gebrauch. Bevor die Katheter fortgelegt werden, müssen sie im Innern — am besten durch ein Gebläse — getrocknet sein. Die Ureterenkatheter werden — ähnlich wie Kanülen — mit entsprechend langen Mandrins aufbewahrt. Vor dem Einführen des Mandrins wird dieses am besten mit etwas keimfreiem Öl oder Paraffin eingeschmiert, damit es nicht fest rostet. Dieser Mandrin ist jedesmal vor Einführung des Katheters in die Blase herauszunehmen, um Verletzungen zu vermeiden.

13. Rektoskopie.

Zur Untersuchung des Mastdarms bedient man sich oft des Mastdarmspiegels. Dieser besteht im Prinzip aus einem dicken Metallrohr, das an seinem äußeren Ende ein Fenster, innen eine kleine elektrische Glühbirne trägt. Seitlich befindet sich ein Ansatz für ein Gebläse, durch das man den Darm aufblasen kann. Durch das Fenster kann man die erleuchtete Mastdarmschleimhaut betrachten. (Rektoskop.) Der Patient muß am Tage vor der Untersuchung gründlich abführen, außerdem erhält er am Abend und Morgen vorher einen Reinigungseinlauf.

Die Schwester prüft an dem elektrischen Anschlußapparat die Glühbirne, bereitet eine Anzahl Tupfer zur Reinigung des Mastdarms und einen Salbennapf mit Spatel zum Einfetten des Rektoskops vor. Außerdem wird ein Doppelgebläse zurechtgehalten, das an bestimmter Stelle am Rektoskop seinen Ansatz findet und zum Aufblasen des Rektums dient. Ein Eimer nimmt die schmutzigen Tupfer auf. Der Patient wird auf dem Untersuchungstisch in Knieellenbogenlage gebracht.

14. Gynäkologische Untersuchungs- und Behandlungsmethoden.

Bei Scheidenspülungen ist zunächst darauf zu achten, daß das Mutterrohr nirgends brüchige Stellen hat, die am Scheideneingang oder in der Scheide Verletzungen machen können. Vor Beginn der Spülung ist die Luft aus dem Mutterrohr zu entfernen. Die Spülung soll unter nicht zu starkem Druck erfolgen, der Irrigator soll also nicht zu hoch gehalten werden.

Einführung von Tampons. Die Schwester muß in der Lage sein, selbständig Tampons in die Scheide einzuführen. Die Scheidentampons sind gewöhnlich Träger von Heilmitteln, mit denen Unterleibserkrankungen von Frauen behandelt werden. Sie werden aus Watte oder Mull als Kugeln von Pflaumen- bis fast Mandarinengröße hergestellt und mit einem Faden fest umschnürt. Dieser

Faden (gewöhnlich Zwirn) ist so lang, daß er nach Einführung des Tampons ein Stück aus der Scheide heraushängt, so daß der Tampon daran mühelos herausgezogen werden kann. Die Flüssigkeit, mit der der Tampon durchtränkt werden soll, wird in eine Schale gegossen, der Tampon mit einer Kornzange gefaßt und in der Flüssigkeit gewälzt und geknetet, so daß er sich vollsaugt. Der Tampon wird nun nicht etwa durch die Schamspalte in die Scheide hineingepreßt. Erstens würde dadurch die äußere Scham beschmutzt, und zweitens würden die Keime der äußeren Scham in die Scheide hineingeschleppt werden. Es wird vielmehr eine Führungsrinne für den Tampon in die Scheide eingeführt. Dazu dient der sogenannte Mutterspiegel, in einfacher Form aus Milchglas hergestellt (Milchglasspekulum). Die Einführung des Milchglasspekulum gestaltet sich folgendermaßen: die rechte Hand der Schwester ergreift das gut gereinigte, am besten durch Kresolseifenlösung schlüpfrig gemachte Spekulum, die linke spreizt mit Daumen und Zeigefinger die Schamlippen auseinander, so daß der Scheideneingang sichtbar wird. Die Handhaltung ist dabei so, daß der Daumen auf die rechten, der Zeigefinger auf die linken Schamlippen kommt, die Hohlseite der Hand ist der Scham zugewandt. Nun wird mit der rechten das Spekulum eingeführt, und zwar passiert zunächst das schnabelförmig, spitz zulaufende Ende den hinteren Abschnitt der Schamspalte, also bei der liegenden Patientin den untersten, am meisten afterwärts gelegenen Teil. Dabei wird ein leichter Druck nach unten, auf den Darm ausgeübt, was von den Frauen nicht schmerzhaft empfunden wird. Hat erst der Schnabel den Eingang passiert, so wird unter leichten, drehenden Bewegungen das ganze Spekulum nachgeschoben. Es ist aufzupassen, daß weder die Schamlippen noch Schamhaare eingeklemmt werden. Je nach der Größe des Scheideneinganges ist ein entsprechend weites Spekulum zu nehmen. Bei Frauen, die nicht geboren haben, kann die Einführung Schwierigkeiten bereiten. Sie ist nur auf ärztliche Anordnung auszuführen und darf nicht schmerzhaft sein. Keinesfalls darf Gewalt angewendet werden. Schwere Verletzungen würden die Folge sein. Bei einiger Übung lernt die Schwester das Spekulum so einzuführen, daß sie den äußeren Muttermund einstellt. Das kann theoretisch nicht erklärt werden. Es ist Sache der Praxis, wie überhaupt Tätigkeiten erst durch praktische Übung der Hand geläufig werden. Ist das Milchglasspekulum richtig eingeführt, so hält die Schwester es mit der linken Hand fest, weil es sonst von selbst wieder herausfallen kann, ergreift mit der rechten die Kornzange mit dem Tampon und schiebt diesen durch das Spekulum in die Scheide, so daß der Faden heraushängt. Während die rechte Hand mit der geschlossenen Kornzange den Tampon in der Trefe der Scheide zurückhält, zieht zunächst die linke das Spekulum etwas zurück, dann werden Kornzange und Spekulum ganz entfernt. Der Tampon wird nach 24 Stunden gewöhnlich herausgezogen. Manche durchtränken den Tampon nicht vor der Einführung, sondern gießen in das eingeführte Spekulum etwa 20 ccm vom Medikament und führen darauf den trockenen Tampon ein. Das Milchglasspekulum wird nach dem Gebrauch erst in Wasser, dann in Kresolseifenlösung abgespült und am besten gekocht.

Probetampons. Eine bestimmte Art Tampons werden ohne Medikament, nur zu diagnostischen Zwecken eingeführt: Probetampons. Sie dienen dazu, den aus der Gebärmutter kommenden Ausfluß aufzufangen. Die Schwester muß einen Probetampon herstellen können: es wird ein Tampon am besten aus weißer Watte in der üblichen Größe hergestellt. Um diesen Tampon wird ein Faden so gewickelt, daß auf einem Teil der Fläche ein Fadenkreuz entsteht. Der Probetampon wird nur vom Arzt eingelegt und entfernt.

Bei jeder gynäkologischen Untersuchung ist darauf zu achten, daß die Kranken richtig auf dem Untersuchungsstuhl liegen. Das Gesäß soll den vorderen Rand des Untersuchungsstuhles überragen. Beengende Kleidungsstücke in der Taille sind zu lösen. Ein Korsett muß unbedingt entfernt werden. Die Kranke soll die Beinkleider möglichst ausziehen. Vor allem sorgt die Schwester dafür, daß der Arzt nicht schmutzige Kleidungsstücke zu berühren braucht. Es zeugt von Mangel an ästhetischem Gefühl, wenn eine Schwester hieran achtlos vorübergeht. Eine Schwester, bei der die Beschäftigung mit der Krankenpflege das Gefühl für Ästhetik verdrängt hat, ist zur Arbeitsmaschine geworden und hat damit den Persönlichkeitswert der Krankenschwester verloren. Zur Untersuchung werden dem Arzt Gummihandschuhe oder Fingerlinge und Vaselin auf einem Salbenspatel gereicht. Manche Ärzte untersuchen die inneren weiblichen Genitalien vom Mastdarm nach Wasserfüllung des Mastdarms. Zu diesem Zweck muß ein Irrigator mit etwa $^1/_4$ Liter klarem körperwarmen Wasser mit Irrigatorschlauch und Darmrohr zurecht gehalten werden.

Untersuchung auf Gonorrhöe. An die gynäkologische Untersuchung wird oft die Untersuchung des Harnröhren- und Gebärmuttersekretes auf Erreger des Trippers, Gonokokken, angeschlossen.

Ein Objektträger wird gereinigt, quer über die Mitte ein schmales Etikett mit dem Namen der Kranken geklebt. Auf jedes Ende derselben Fläche wird ein Vermerk gemacht (am besten auch durch Etikett), um später das Harnröhren- vom Gebärmuttersekret zu unterscheiden. Darauf wird eine Platin- (jetzt meist Platinin-)Öse durch Ausglühen über einer Spiritus- oder Gasflamme sterilisiert. Der Arzt setzt sich vor die auf dem Untersuchungsstuhl liegende Kranke. Die Schwester reicht einen keimfreien Tupfer, damit der Arzt die äußere Harnröhrenmündung reinigen kann, darauf die ausgeglühte Platinöse, mit der Sekret aus der Harnröhre entnommen wird. Darauf wird der Objektträger gereicht, auf den das Sekret abgestrichen wird. Nach dem Harnröhrenabstrich reicht sie ein Milchglas- (oder anderes) Spekulum zur Einstellung des Muttermundes, darauf einen an einem Stiel (Kornzange) befindlichen, sogenannten Stieltupfer. Während der Arzt mit diesem den äußeren Muttermund reinigt, glüht die Schwester die Öse wieder aus, nimmt dem Arzt darauf den Stieltupfer ab und reicht ihm erst die ausgeglühte Öse, dann nochmals den Objektträger, auf den auch das Gebärmuttersekret gebracht wird. Kornzange und Spekulum werden nach Abspülen mit Wasser und Kresolseifenlösung gekocht, die Öse wiederum ausgeglüht. Der Objektträger wird an der Luft getrocknet. Vor dem Gonokokkenabstrich biete die Schwester dem Arzt Handschuhe an. Nach dem Abstrich muß Waschwasser bereitstehen.

Auskratzung der Gebärmutter. Im Anschluß hieran sei die Aufgabe und Tätigkeit der Schwester bei der häufig im Behandlungszimmer der Station ausgeführten Auskratzung der Gebärmutter, der Kurettage, genauer beschrieben. Bei manchen Unterleibserkrankungen der Frau ist es von Wichtigkeit, die Schleimhaut der Gebärmutter auszukratzen und zu untersuchen. Ebenso wird es oft bei starken Blutungen infolge von Fehlgeburten nötig, die in der Gebärmutter zurückgebliebenen Teile der Frucht und Nachgeburt herauszuholen. Die Gebärmutterhöhle stellt vom äußeren Muttermund bis zum Gebärmuttergrund im gesunden, nicht schwangeren Zustand der Frau einen ganz dünnen Blindsack dar, der gerade eine Sonde aufnehmen kann. In der Schwangerschaft erweitert sich nur der im Gebärmutterkörper gelegene Anteil des Hohlraumes zur Aufnahme der Frucht, der zum äußeren Muttermund gelegene, sogenannte Gebärmutterhalskanal bleibt bis zum normalen Schwangerschaftsende geschlossen. Will man also eine Operation in der Gebärmutterhöhle vornehmen, so muß zunächst vom äußeren Muttermund an die Gebärmutterhöhle —

oder bei Schwangerschaften der Gebärmutterhalskanal — erweitert werden. Alle diese Operationen müssen unter peinlichster Asepsis ausgeführt werden, da schwere Gebärmutter- und Eierstock-, ja lebensgefährliche Bauchfellentzündungen sonst entstehen können. Die Erweiterung des Kanals wird je nach Anordnung des Arztes in einer oder in mehreren Sitzungen vorgenommen. Zur Erweiterung in einer Sitzung — der am häufigsten angewandten Methode — dient eine Reihe von der Stärke entsprechend numerierten Metallstäben, die in etwa 25 Exemplaren von der Stärke einer Sonde bis zu zwei Fingerdicke allmählich anschwellen. Die Stäbe nennt man mit einem lateinischen Wort Dilatatoren (Erweiterer). Am meisten im Gebrauch sind die Hegarschen Dilatatoren. Sie werden vom Arzt nacheinander in steigender Stärke durch den äußeren Muttermund in die Gebärmutter eingeführt, und auf diese Weise wird allmählich die Erweiterung bewirkt. Zur Einstellung des Muttermundes dient nicht das Milchglasspekulum, sondern ein aus zwei Teilen bestehendes Instrumentenpaar, das aus einer sogenannten hinteren, rinnenförmig ausgehöhlten Platte für die hintere — mastdarmwärts gelegene — und aus einer vorderen Platte für die vordere — harnröhrenwärts gelegene — Scheidenwand besteht.

Wir müssen darauf verzichten, die mannigfachen Modelle der Scheidenspekula zu beschreiben. Eine sichere Einführung von Instrumenten in die Gebärmutter ist nur möglich, wenn der Arzt die vordere Umsäumung des äußeren Muttermundes, die sogenannte vordere Muttermundslippe, mit einem Instrument anklemmt und festhält. Dazu dient die Kugelzange. Da die Kugelzange bei stärkerem Zug leicht aus der Muttermundslippe ausreißt, bedienen sich manche Ärzte lieber der von Winter angegebenen Portiozange (Portio ist das lateinische Wort für den in der Scheide sichtbaren Anteil der Gebärmutter). Zur Kontrolle seiner Operation braucht der Arzt eine lange, mit Graduierung versehene Sonde, die in die Gebärmutter eingeführt werden kann. Die Sonde nennt man Uterussonde (uterus = Gebärmutter). Zur Auskratzung der Gebärmutterhöhle werden besonders geformte Kuretten zurechtgelegt. Es gibt kleine und große, scharfe und stumpfe Kuretten. Die Auskratzungen, bei denen die Gebärmutterschleimhaut zur Untersuchung ausgekratzt werden soll, erfordern scharfe, meist nicht zu große Kuretten. Nach Fehlgeburten werden gewöhnlich große und stumpfe Kuretten angewandt. Zum Herausholen der Frucht aus der erweiterten Gebärmutterhöhle wird von manchen Ärzten ein an den Enden der Blätter löffelförmig geformtes Instrument, die Abortzange, gebraucht. In manchen Kliniken ist es Sitte, die Gebärmutterhöhle nach der Auskratzung auszuspülen. Dazu dient der Uterusspülkatheter (Boozemann-Katheter). Die Schwester muß vorher ausprobieren, ob der Katheter auf den Irrigatorschlauch paßt. Nötigenfalls ist ein Zwischenstück zurecht zu halten. Die Scheide wird gewöhnlich zu Beginn der Operation vom Arzt mit einem Stieltupfer ausgerieben, während die Schwester in die durch vordere und hintere Platte entfaltete Scheide Spülflüssigkeit aus dem Irrigator laufen läßt.

Im Anschluß an die Auskratzung bekommt die Patientin eine Einspritzung eines Mutterkornpräparates zur Blutstillung. Wir fassen noch einmal zusammen: Die Schwester hat an Instrumenten also auszukochen: vordere und hintere Platte, Uterussonde, Kugelzange (am besten zwei), Wintersche Portiozange, ein bis zwei Kornzangen (für Stieltupfer), die Hegarschen Dilatatoren, einige Kuretten, die Abortzange, den Uterusspülkatheter, einen Katheter für die Harnröhre und ein Mutterrohr, eine 1 bis 2 ccm-Spritze mit Kanüle. Ferner sind drei sterile Tücher und eine Anzahl Tupfer zurecht zu halten. Für die Spülung werden ein bis zwei Liter 38° bis 40° warme Kreosolseifenlösung (1 bis 2 %) oder dgl. in einer Kanne zubereitet und in den Irrigator gegossen. Die Lösung darf nie im Irrigator selbst hergestellt werden, da die ätzenden Desinfektionsmittel der Schwere nach unten ungelöst in den Schlauch sinken, zuerst ausfließen und schweren Schaden anrichten können. Am Irrigator muß sich ein genügend langer Schlauch mit Schlauchklemme befinden.

Nachdem die Instrumente sterilisiert sind, wird ein steriles Tuch über einen vorher mit Lysol abgewaschenen und getrockneten Tisch gelegt, und die Instrumente darüber ausgebreitet. Die Dilatatoren werden in der Reihenfolge der Nummern geordnet. Wenn die Schwester nicht selbst desinfiziert ist, ordnet sie die Instrumente mit einer sterilen Kornzange. Darauf werden sie mit einem sterilen Tuch zugedeckt. Das Mutterkornpräparat wird in die Spritze aufgezogen, die Spritze und alles zur Injektion Nötige zurecht gelegt. Inzwischen ist die Patientin vorbereitet worden. Der Arzt wird gefragt, ob die Kranke eine Morphiumeinspritzung bekommen soll. Die Einspritzung soll ziemlich genau eine halbe Stunde vor Beginn der Operation oder Narkose gegeben werden.

Da diese Operation meistens in Narkose gemacht wird, ist die Patientin wie zu jeder Narkose vorzubereiten (s. Narkose). Die Patientin muß einen Reinigungseinlauf erhalten haben. Darauf werden die Schamhaare zunächst mit einer Schere gekürzt, dann rasiert. Die Schamgegend wird mit warmem Wasser und Seife gewaschen, die Patientin bis aufs Hemd entkleidet und hereingefahren. Kranke, denen eine Operation und Narkose bevorsteht, besonders aber Kranke, die als Vorbereitung für die Operation ein einschläferndes Mittel erhalten haben, sollen möglichst in den Operationsraum gefahren werden, um sie durch das Gehen nicht wieder zu ermuntern. Die Patientin wird nun auf den mit Beinhaltern versehenen Behandlungsstuhl gelegt. Das Gesäß soll den vorderen Rand des Stuhles überragen, die Beine werden an den Beinhaltern angebunden. Unter das Gesäß kommt ein Gummituch, das nach unten in einen Eimer geleitet wird, so daß das Spülwasser nachher von der Scheide über das Gummituch in den Eimer fließt. Die Patientin wird katheterisiert. Die äußeren Genitalien, der Schamberg und die Innenfläche der Oberschenkel werden nun nochmals gründlich gewaschen. Die Schwester stellt dazu auf einen Schemel eine Schüssel mit warmem Wasser und Seife und eine Schüssel mit warmer Kresolseifenlösung (bzw. Sublimat) zurecht. Sie wäscht sich zunächst selbst gründlich die Hände, nimmt dann einen Watte- oder Mullbausch oder ein Tuch zur Hand und desinfiziert durch minutenlanges Waschen erst mit Wasser und Seife, dann mit Kresolseifen-(Sublimat-)Lösung das Operationsgebiet: die äußeren Genitalien mit angrenzenden Teilen von Oberschenkeln, Gesäß, Schamberg. Sie kann zum Schluß auch aus einer Kanne die desinfizierende Flüssigkeit langsam über die Genitalien gießen. Nach Anordnung des Arztes wird jetzt die Narkose eingeleitet. Inzwischen desinfiziert sich der Arzt. Für ihn ist zurechtgestellt: Gummischürze, Gummischuhe, Schale mit warmem Wasser, Seife, Handbürste und Schale mit Alkohol oder Sublimat und Handbürste. Nach der Händedesinfektion nimmt der Arzt das die Instrumente bedeckende sterile Tuch und legt es unter das Gesäß der Patientin über das Gummituch. Es wird ebenfalls in den Eimer geleitet. Das andere sterile Tuch wird auf den Leib der Patientin gelegt. Sterile Handschuhe liegen zum Gebrauch bereit. Ein Schemel (am besten ein Drehschemel) ist vor den Untersuchungsstuhl gesetzt, der Arzt nimmt Platz, und die Operation kann beginnen. Wird Narkose gemacht, so soll noch eine zweite Schwester zur Hilfe anwesend sein. Der Tisch mit den Instrumenten steht nun entweder so zur Rechten des Arztes, daß er sich selbst bedienen kann, oder die Schwester reicht ihm mit einer sterilen Kornzange die Instrumente hin. Zuerst wird die hintere Platte gereicht, dann ein Stieltupfer. Darauf geht die Schwester zu dem links hinter oder neben dem Arzt aufgestellten

Irrigatorständer, befestigt das Mutterrohr am Irrigatorschlauch, so daß der größere Schenkel des winklig geknickten Glasrohres steril bleibt, öffnet die Schlauchklemme, läßt die Luft aus dem Schlauch entweichen, indem sie die Mündung des Mutterrohres deckenwärts gerichtet über den Eimer hält, und leitet dann in nicht zu starkem Strom das Spülwasser in die Scheide. Indem sie mit der Linken den Schlauch etwas zuklemmt, kann sie nach Belieben die Stärke des Flüssigkeitsstromes regulieren. Bei der Spülung ist besonders auf folgendes zu achten: es darf auf keinen Fall Luft aus dem Schlauch in die Scheide und damit in die Gebärmutter kommen. Bevor der letzte Rest des Spülwassers in den Schlauch läuft, muß die Schwester dem Arzt Mitteilung machen, das Mutterrohr aus der Scheide nehmen und die Schlauchklemme zuquetschen. Es ist darauf zu achten, daß nur der sterile Teil des Mutterrohres mit der Patientin in Berührung kommt. Zu Beginn und am Ende der Spülung muß die Schwester durch geschickte Haltung des Rohres vermeiden, daß das im Strahl aus dem Mutterrohr kommende Wasser den Arzt trifft. Nach der Spülung reicht sie dem Arzt auf einer Kornzange noch einen Tupfer zum Austrocknen der Scheide. Die Desinfektion ist beendet. Jetzt wird die vordere Platte zugereicht, und der äußere Muttermund vom Arzt eingestellt. Die vordere Platte wird von einem Assistenten oder wohl auch nach besonderer Anweisung von der Schwester gehalten. Der Muttermund ist eingestellt. Jetzt die Kugelzange (oder Wintersche Portiozange) zum Anklemmen des Scheidenanteils der Gebärmutter geben. Ist das geschehen, wird die vordere Platte entfernt, aber noch nicht unsteril gemacht. Viele Ärzte brauchen jetzt zu einer orientierenden Untersuchung die Uterussonde. Nach deren Entfernung kann die Erweiterung des Gebärmutterhalses beginnen. Die Schwester gibt einen Hegarschen Dilatator nach dem andern in steigender Nummernfolge. Die Entleerung der Gebärmutterhöhle nach Fehlgeburt (Ausräumung nach Abort) wird von vielen Ärzten mit dem Finger vorgenommen. Haben wir den Hegarschen Dilatator Nr. 18 oder 19 einführen können, dann ist der Gebärmutterhalskanal gewöhnlich für einen Finger durchgängig. Der Arzt entleert jetzt die Gebärmutterhöhle mit dem Finger. Mancher Arzt verlangt jetzt die Abortzange. Während der Arzt operiert, bereitet die Schwester eine heiße Spülung (Kresolseifenlösung oder wenn möglich $33^1/_3\%$igen Alkohol) vor, so heiß, daß ihre Hand die Temperatur noch gerade verträgt. Für den Arzt wird eine Schüssel mit Alkohol oder Kresolseifenlösung zurechtgestellt, damit er nach Beendigung dieses Teiles der

Operation seine Hand vom Blut säubern kann. (Sublimat ist zur Säuberung blutiger Hände ungeeignet.) Im Anschluß an die Ausräumung findet gewöhnlich die Auskratzung, Kurettage, statt. Dazu wird die vom Arzt als geeignet gefundene Kurette gereicht. In manchen Kliniken ist es üblich, im Anschluß an die Kurettage die Gebärmutterhöhle auszuspülen. Es wird jetzt der Uterusspülkatheter dem Arzt in die Hand gegeben, die Schwester stülpt das Ende des Irrigatorschlauches über den Pavillon des Katheters. Die Schlauchklemme wird geöffnet, damit erst die Luft den Schlauch verläßt. Bevor der letzte Rest Spülwasser den Irrigator verläßt, meldet die Schwester das dem Arzt, damit keinesfalls Luft in die Gebärmutter kommt. Plötzlicher Tod könnte die Folge sein. Also aufpassen! Die Schwester nimmt dem Arzt den Katheter aus der Hand und gibt ihm noch einen Stieltupfer zur Reinigung der Scheide. Die Patientin bekommt jetzt eine Mutterkorninjektion. Die Operation ist beendet. Die Schwester reinigt die Patientin äußerlich sorgfältig mit warmem Wasser von Blut und trocknet sie sorgfältig ab. Die Patientin wird dann auf die Bahre gehoben, in ihr Zimmer gefahren und ins Bett getragen. Sie darf — auch wenn sie selbst es wünscht — keinesfalls zu Fuß gehen. Im Bett erhält sie eine Zellstoffvorlage (s. Wöchnerinnenpflege). Die Schwester hat sich durch Augenschein in den ersten Stunden nach der Kurettage mehrfach davon zu überzeugen, daß die Kranke nicht oder nur gering blutet. Diese Kontrolle ist unbedingt Pflicht der Schwester. Bei jeder stärkeren Blutung wird sofort der Arzt benachrichtigt. Die Vorlagen werden jedenfalls aufgehoben und bei der nächsten Visite unaufgefordert dem Arzt gezeigt. Diese Kontrolle geschieht in der Regel in den ersten zweimal 24 Stunden nach der Operation.

Probeauskratzung. Handelt es sich nicht um eine Auskratzung nach Fehlgeburt, sondern zu Heil- oder Untersuchungszwecken, so wird der Gebärmutterkanal nur erweitert, bis eine mittelstarke Kurette passieren kann. Man braucht dann Dilatatoren nur bis etwa Hegar Nr. 12 auszukochen, auch die Abortzange und große und stumpfe Kuretten sind unnötig. Außerdem ist aber eine sterile Pinzette nötig, um die ausgeschabten Schleimhautbröckel zu fassen, und eine kleine Schale mit Formalinlösung. Diese wird mit dem Namen der Patientin versehen.

Ätzung der Gebärmutterschleimhaut. Manchmal wird an die Auskratzung eine Ätzung der Gebärmutter angeschlossen. Wir brauchen dann außer den für die einfache Kurettage notwendigen Instrumenten zwei sogenannte Playfairsche Sonden, das sind lange Sonden, deren eine Hälfte dünner ist als die andere und

von rauher Oberfläche. Um den rauhen Teil der Sonde wird
eine dünne Watte- oder Gazeschicht fest angewickelt, so daß
sie nicht leicht abgehen kann. Der watteumwickelte Stab wird
dann in die ätzende Flüssigkeit getaucht und mit der getränkten
Sonde vom Arzt die Gebärmutterhöhle geätzt. Ist der Arzt zu
dieser Operation gründlich desinfiziert, so legt die Schwester
ihm sterile Watte in geeignet dicken Lagen oder ein Stück einer
etwa 3 bis 5 cm breiten Mullbinde zurecht, damit er sich die durch
Kochen sterilisierte Sonde selbst zurechtmachen kann. Die Mullbinde wird — wie eine Binde bei einem Körperverband — am
Ende eingeschnitten und festgebunden, da sie sich sonst löst.
Es muß dazu eine sterile Schere zurechtliegen. Wünscht der Arzt
die Ätzung ohne völlige Händedesinfektion vorzunehmen —
was ohne Verletzung der Asepsis möglich ist — so umwickelt
die Schwester die Sonde vor der Desinfektion mit Watte und
legt die umwickelte Sonde in den Instrumentenkocher. So wird
Mull oder Watte durch Kochen sterilisiert. Es werden für die
Ätzung zwei Sonden dieser Art zurecht gehalten, außerdem ein
keimfreies Reagenzglas mit der Ätzflüssigkeit. Nach genügender
Erweiterung des Gebärmutterkanals reicht die Schwester zunächst eine umwickelte Sonde ohne Ätzflüssigkeit, mit der der
Arzt die Gebärmutterhöhle auswischt, dann einen größeren
Tupfer, der hinten unter dem äußeren Muttermund in die Scheide
gelegt wird, damit herausfließendes Medikament die Scheide nicht
verätzen kann. Darauf gibt sie die in die Ätzflüssigkeit getauchte
Sonde, mit der der Arzt die Ätzung vornimmt. Zum Schluß wird
der Tupfer entfernt, die Schwester reicht noch einen Stieltupfer,
um das etwa doch in die Scheide gelaufene Ätzmittel abzuwischen.
Dann wird ein trockner Tampon vor den Muttermund gelegt,
der die aus der Gebärmutterhöhle herauslaufende Flüssigkeit
aufsaugt. Dieser Tampon wird nach Anordnung des Arztes nach
sechs bis acht Stunden von der Schwester entfernt.

Einlegen von Laminariastiften. Die Erweiterung des Gebär-
mutterhalskanales kann, wie schon vorher angedeutet wurde,
auch in zwei Sitzungen erfolgen. Die Erweiterung geschieht
dann durch Einführung eines dünnen Stiftes, der die Eigenschaft
hat, im Gebärmutterkanal durch die Körperwärme im Verlauf
mehrerer Stunden zu quellen und so allmählich den Kanal zu
erweitern. 24 Stunden nach Einlegen des Quellstiftes — Laminariastiftes — ist gewöhnlich der gewünschte Erfolg erzielt.
Der Stift wird dann entfernt. Die Laminariastifte werden in
verschiedener Stärke in zugeschmolzenen, mit Alkohol gefüllten
Glasröhren steril in den Handel gebracht. Ist die Einlegung eines

Laminariastiftes vorzubereiten, dann hat die Schwester von den zur Abortausräumung nötigen Instrumenten Hegarsche Dilatatoren Nr. 1 bis 10 bereitzulegen, ferner mehrere Laminariastifte in Glasröhren, eine Feile zum Öffnen der Glasröhren und eine sterile anatomische Pinzette, um den Laminariastift herauszunehmen. Die Vorbereitungen sind dieselben wie zu jeder Auskratzung. Am Tage nach der Laminariaeinführung wird der Stift entfernt. Genügt die Erweiterung noch nicht, so wird sie gewöhnlich mit einigen Hegarschen Dilatatoren zu Ende geführt. Für diese zweite Sitzung sind wiederum alle für die Vorbereitung zur Auskratzung angegebenen Instrumente erforderlich. Mit einer Kornzange wird der Laminariastift entfernt. Hegarsche Dilatatoren Nr. 14 bis 19 müssen ausgekocht sein.

Uterus-Scheidentamponade. Manche Ärzte tamponieren zur Wehenanregung, um die Ausstoßung von Abortresten zu fördern, die Gebärmutterhöhle und Scheide. Vorbereitung wie zur Auskratzung. Bei erweiterter Gebärmutterhöhle wird dann die Tamponade ausgeführt. Eine Binde zur Tamponade kann man folgendermaßen steril zureichen, ohne selbst desinfiziert zu sein: Man stößt eine sterile Uterussonde durch die Achse eines Bindenkopfes, so daß man an diesem Instrument den Bindenkopf halten kann, ohne ihn zu berühren. Der Arzt wickelt die Binde ab und führt die Tamponade aus. Zur Tamponade wird dem Arzt eine Uterussonde oder ein Tamponadestopfer gegeben. Die Schwester kann die Binde auch mit anderen Instrumenten oder zwischen sterilen Tüchern halten, nur hat sie darauf zu achten, daß die Binde dabei abgerollt werden kann. Sie richte ferner ihr Augenmerk darauf, daß der abgerollte Teil der Binde nicht mit unsterilen Gegenständen in Berührung kommt. Zur Tamponade der Scheide muß noch eine zweite, etwa 12 cm breite Binde zurecht gehalten werden, die ebenso wie die erste zugereicht wird.

15. Kleine chirurgische Eingriffe.

Wir wenden uns nun einigen kleinen chirurgischen Eingriffen zu, die auf jeder Station ohne den großen Apparat eines Operationssaales ausgeführt werden können. Jede Schwester, die für chirurgische Maßnahmen Vorbereitungen trifft, muß die Asepsis vollständig beherrschen. Die Asepsis ist das Fundament des Erfolges in der Chirurgie. Eine Schwester darf keinesfalls den verhängnisvollen Irrtum begehen und annehmen, daß zu kleinen Eingriffen die Asepsis nicht so peinlich gehandhabt zu werden braucht. Es ist eine alte Erfahrung, daß bei „kleinen, leichten Sachen" „etwas passiert". Man denke, welches Unheil entsteht, wenn jemand sich aus Schönheitsgründen eine Warze an der Hand fortschneiden läßt, dabei wegen mangelhafter Asepsis eine schwere Entzündung und Vereiterung von Hand und Arm bekommt, dieses Glied noch verliert oder gar an einer Blutvergiftung zugrunde geht. Mir ist der Fall bekannt, daß ein berühmter Sänger, eine blühende Hünengestalt, dessen Kind an Diphtherie erkrankte, sich aus Vorsicht eine Schutzimpfung machen ließ. Zwei Tage nach der Einspritzung ging er an einer Blutvergiftung zugrunde. Er war durch die Spritze infiziert worden. Wir müssen also den Schluß ziehen: je geringfügiger der Eingriff, je harmloser der Grund zur Operation, um so sorgfältiger die Asepsis, um nicht gegen das erste Gebot in der Heilkunde zu verstoßen: „Du darfst keinen Schaden anrichten."

Wir rechnen zu den kleinen Eingriffen teils aseptische, wie die Abtragung von Warzen, kleinen Fett- und Balggeschwülsten, teils infizierte (Spaltung von Abszessen, Panaritien usw.). Für diese kleinen Operationen ist vorzubereiten: ein scharfes Messer, eine Schere (gewöhnlich Coopersche Schere), eine anatomische und eine chirurgische Pinzette, zwei bis drei Kochersche oder Péansche Klemmen zum Fassen blutender Gefäße, Nadelhalter, verschiedene Nadeln und Seide, Knopfsonde, Hohlsonde, zwei scharfe Haken zum Auseinanderhalten der Wunde und eventuell scharfen Löffel. Die Schwester nenne in jedem Fall dem Arzt vorher die Instrumente, die sie auszukochen gedenkt, und frage, ob außerdem noch etwas nötig sei. Es ist fast immer ein Fehler der Schwester, wenn sich während der Operation herausstellt, daß ein notwendiges Instrument nicht vorbereitet worden ist. Die Operation muß unterbrochen werden, der Patient bleibt unnötig lange in Narkose, in der Eile, mit der jetzt das Versäumte nachgeholt wird, leidet die Asepsis, kurz, der „einfache" Eingriff wird zu einer langdauernden Operation, bei der infolge der unerwünschten Zwischenfälle oft eine gereizte Stimmung herrscht. Zur Desinfektion der Haut wird Jodtinktur zurechtgestellt, ferner eine Anzahl Tupfer, Verbandmaterial und sterile Tücher, mit denen das keimfrei gemachte Operationsgebiet von dem übrigen Körper abgegrenzt wird. Man sagt, die Umgebung des Operationsfeldes wird „abgedeckt".

Die Instrumente werden auf einen mit einem sterilen Tuch bedeckten Tisch gelegt. Bei der Vorbereitung ist darauf zu achten, daß Messer und Scheren scharf sind. Neue oder eben vom Schleifen gekommene Messer schneiden schlecht und müssen erst auf einem Riemen abgezogen werden. Das ist nicht zu erklären, sondern muß praktisch erlernt werden. Die Schwester darf hier ruhig fremde Hilfe in Anspruch nehmen, wenn sie ihrer Sache nicht sicher ist. Zur Sterilisation werden Messer und Scheren am besten in eine Schale mit 96%igem Alkohol oder Seifenspiritus gelegt. Bei gebogenen Scheren achte man darauf, daß auch die Spitze der Schere ganz mit der Flüssigkeit bedeckt ist und nicht etwa herausragt. Keinesfalls genügt es, diese Instrumente erst kurz vor der Operation zur Desinfektion einzulegen. Am besten werden sie am Abend vorher schon in die Flüssigkeit gebracht, sie müssen aber mindestens zwei Stunden darin gelegen haben. Will man ein Messer oder eine Schere kochen, so ist die Schneide mit Gaze zu umwickeln und dafür zu sorgen, daß beim Kochen die Schneide nicht mit anderen Instrumenten zusammenstößt. Man kocht Messer und Scheren also am besten im Kocher allein aus. Wird an behaarten Körperstellen operiert, so muß das Operationsfeld und Umgebung vorher rasiert werden. Am besten wird vor dem Rasieren das Haar mit einer Schere ganz kurz geschnitten, der Haarboden mit warmem Seifenwasser eingerieben und dann rasiert. Man rasiere niemals trocken! Es erschwert die Arbeit und tut weh. Das Rasiermesser muß scharf sein. Es wird auf einem Riemen abgezogen und von Zeit zu Zeit auf einem Öl- oder Wasserstein geschärft. Man muß sich das einmal gut zeigen lassen. Worte können es nicht demonstrieren.

Man merke sich, daß in allen Fällen, in denen Jodtinktur zur Hautdesinfektion benutzt wird, die Haut vorher nicht mit Wasser in Berührung gebracht werden darf, da die Jodtinktur auf einer mit Wasser benetzten Fläche seine Wirksamkeit nicht entfalten kann. Für die Mehrzahl der angegebenen Eingriffe ist örtliche Betäubung (Lokalanästhesie) oder Narkose vorzubereiten. Zur örtlichen Betäubung wird das Operationsgebiet durch Einspritzung von Novokainlösung empfindungslos gemacht. Die Spritzen, mit denen man das Novokain injiziert, dürfen nicht in Sodawasser ausgekocht werden, da Soda die Novokainlösung zersetzt und unwirksam macht.

16. Bedienung des Paquelin.

In der Chirurgie wird nicht nur mit Messer und Schere, sondern auch mit der Glühhitze gearbeitet. Zum Fortbrennen von Warzen, Geschwüren oder dgl. bedient man sich gewöhnlich eines glühenden Platinstiftes. Der in Frage kommende Apparat wird Thermokauter oder Paquelin (nach dem Erfinder) benannt.

In eine Glasflasche wird chemisch reines Benzin gefüllt. Auf der Flasche findet sich ein dicht schließender Gummipfropfen mit doppelter Durchbohrung, in die zwei dünne Metallrohre geführt sind. An dem einen Rohr wird ein aus Gummi bestehendes Doppelgebläse angebracht. Drückt man auf den am Ende befindlichen Gummiball in rhythmischen Abständen, so wird durch ein Saugventil Luft in den zweiten Ball gepumpt und bläht diesen auf. Aus diesem Ball strömt die Luft in gleichmäßigem Strom durch die Glasflasche, reißt die Benzindämpfe mit und treibt diese durch das andere Metallrohr hinaus. Am zweiten Metallrohr wird durch einen Gummischlauch der den Platinbrenner tragende Teil befestigt. Es gibt zwei Formen von Platinbrennern: Kugelbrenner und Schneidebrenner. Die Schwester muß vor dem Zureichen des Paquelin fragen, welcher Brenner gebraucht wird. Der Stab, an dem das Platin befestigt ist, ist im Innern hohl und hat am Ende seitliche Durchbohrungen. Die durchgetriebene Luft kann hier austreten, durchströmt aber noch das Innere des ausgehöhlten Platinbrenners. Der Apparat wird erst zusammengesetzt und dann folgendermaßen bedient: Die Flasche mit dem Benzin hängt sich die Schwester durch einen Haken an ihr Schürzenband. Darauf hält sie den Platinbrenner in eine bereitgestellte Flamme (am besten Bunsenbrenner, aber auch Spiritusflamme genügt), bis das Metall zu glühen beginnt. Erst jetzt drückt sie kräftig rhythmisch auf das Gummigebläse. Wenn der Apparat in Ordnung ist, halten die durch das erhitzte Platin getriebenen Benzindämpfe das Metall glühend. Man halte eine brennende Spirituslampe in der Nähe, um das Platin wieder zum Glühen zu bringen, falls es zu verlöschen droht. Der Apparat muß funktionieren, 1. wenn er richtig zusammengesetzt ist, 2. das Doppelgebläse in Ordnung ist, 3. chemisch reines Benzin verwandt ist und 4. die seitlichen Durchbohrungen an dem Stab, der das Platin trägt, groß genug sind, um den Benzindämpfen Abzug zu verschaffen. Das Doppelgebläse prüft man, indem man das Ende des am zweiten Balle befindlichen Schlauches mit der einen Hand zuklemmt und mit der anderen Hand schnell einigemal hintereinander auf den ersten Ball drückt. Es muß dann der zweite Ball mit Luft aufgebläht werden, und dieser darf die Luft erst herauslassen, wenn man das abgeklemmte Schlauchende freigibt.

17. Pneumothorax.

Eine in vielen Krankenhäusern jetzt geübte Behandlung ist die Anlegung des Pneumothorax, d. h. die Anfüllung des

Brustfellraumes mit Luft oder einem anderen Gas zu Heilzwecken. Dadurch, daß ein Brustfellraum mit Gas gefüllt wird, wird der entsprechende Lungenflügel von der Atmung ausgeschaltet und einer besseren Heilung zugeführt. Zur Anlegung des Pneumothorax (pneumo = Luft, thorax = Brust) sind besondere Apparate nötig. Es gibt verschiedene Konstruktionen. Das Prinzip ist überall das gleiche: eine mit einer sterilen resp. desinfizierenden Flüssigkeit (Sublimat) gefüllte Flasche ist durch einen Schlauch mit einer zweiten Flasche verbunden, die das Gas, das eingeblasen werden soll (Luft, Stickstoff, Sauerstoff) enthält. Von dieser Flasche führt ein Schlauch zu der Punktionsnadel, durch welche die Luft in den Brustfellraum eingeblasen wird. Durch Erheben der mit Flüssigkeit gefüllten Flasche wird die Luft aus der anderen Flasche heraus- und durch die Nadel getrieben. In dieses System ist noch ein Druckmesser, Manometer, eingeschaltet, das abzulesen gestattet, ob bei Ausführung der Punktion sich die Nadelspitze auch wirklich im Brustfellraum befindet. Die Handhabung des Apparates muß praktisch erlernt werden. Die Schwester, die ihn im Bedarfsfalle bedient, muß seine Handhabung genau kennen. Er muß vor Gebrauch ausprobiert sein, die Nadel muß selbstverständlich vorher sterilisiert und auf ihre Durchgängigkeit geprüft werden. Zur Desinfektion der Haut des Patienten ist wieder ein Schälchen mit Jodtinktur und sterile Tupfer, für den Verband steriler Tupfer und Heftpflaster notwendig. Man kann sich vorstellen, daß es ein gewaltiger Eingriff für einen Menschen ist, wenn plötzlich ein Lungenflügel von der Atmung ausgeschaltet wird. Viele Patienten bekommen dabei Ohnmachts- oder Schwächeanfälle. Es sind infolgedessen anregende Mittel (Wein, Kognak) in einer Schnabeltasse und Campher und Koffein und Injektionsspritze zurecht zu halten. Der Pneumothoraxapparat wird neuerdings auch zum Aufblasen der Bauchhöhle für röntgenologische Zwecke (Pneumoperitoneum) angewendet. Zur Vorbereitung muß der Patient gut abführen.

18. Pleurapunktion.

Ein häufig ausgeführter Eingriff an der Brusthöhle ist die Entleerung der Brusthöhle von Flüssigkeiten, die sich unter krankhaften Verhältnissen hier ansammeln. Bevor eine völlige Entleerung der Brusthöhle von ihrem krankhaften Inhalt stattfindet, wird eine sogenannte Probepunktion ausgeführt. Es ist eine etwa 6 cm lange Hohlnadel von etwa $1/_2$ mm lichter Weite mit einer nicht zu lang angeschliffenen Spitze erforderlich, dazu eine passende 10- oder 20 ccm-Rekordspritze. Manche Ärzte

setzen die Spritze nicht direkt auf die Kanüle auf, sondern schalten
einen dünnen Gummischlauch dazwischen. In diesem Falle ist
vorher auszuprobieren, ob die drei Stücke ineinander passen.
Zum Auffangen der angesaugten Flüssigkeit dient ein keimfreies
Reagenzglas und eine Eiterschale.

An die Probepunktion wird gewöhnlich die endgültige Ab-
lassung der angesammelten Flüssigkeit angeschlossen. Um den
Abfluß der oft literweise vorhandenen Flüssigkeit zu beschleuni-
gen, bedient man sich eines Punktionsinstrumentes von gröberem
Kaliber, am besten eines dünnen Troikars. Zum verständnisvollen Instrumentieren bei der Pleurapunktion soll die Schwester
folgendes von den Atmungsvorgängen wissen:

Im Innern des Brustkorbes befinden sich die Lungen; aber
diese liegen nicht unmittelbar der Brustwand an, sondern die
Innenfläche des Brustkorbes und die Außenfläche der Lunge ist
von einer dünnen zusammenhängenden Haut, dem sogenannten
Brustfell, überzogen. Zwischen Lungenoberfläche und Brustwand findet sich dann ein luftleerer, von dem Brustfell einge-
schlossener Raum, die Brust- oder Pleurahöhle. (In diesem Raum
sammeln sich krankhafte Flüssigkeiten.) Die Einatmung kommt
dadurch zustande, daß die Atmungsmuskeln den Brustkorb aus-
dehnen. Das mit der Brustwand verwachsene Brustfell muß
diese Bewegung mitmachen. Auf diese Weise wird bei der Einatmung die Pleurahöhle vergrößert und dadurch der Inhalt der
Pleurahöhle verdünnt oder, wie man sagt, der Druck in der Pleurahöhle verringert, und zwar wird er so gering, daß eine Saugwirkung zustande kommt, durch welche die Lunge ausgesaugt und
zur Entfaltung gebracht wird. Man kann sich die Saugwirkung
der Pleurahöhle während der Einatmung folgendermaßen klar-
machen: man ziehe eine Rekordspritze zur Hälfte mit Luft auf
und verschließe den Konus fest mit einem Finger. Zieht man jetzt
den Kolben zurück (Einatmung), so vergrößert man den Raum,
in dem eine bestimmte Menge Luft eingeschlossen ist. Der Druck
in der Spritze wird verringert, ja er wird so gering, daß er „negativ"
wird, d. h. eine Saugwirkung zustande kommt, was der auf den
Konus gelegte Finger empfindet.

Bei der Ausatmung fällt der Brustkorb und damit die Pleurahöhle wieder zusammen und der stärker werdende Druck preßt
die Luft aus der Lunge wieder aus. Steht der Brustfellraum durch
eine Punktionskanüle mit der Außenluft in Verbindung, so wird
bei der Ausatmung wohl alles, was sich im Brustfellraum befindet — auch Flüssigkeit — herausgedrückt, bei der Einatmung
wird aber auch Luft von außen in die Brusthöhle eingesaugt, ein

Zustand, der meistens unerwünscht ist. Das kann durch geeignetes Instrumentarium vermieden werden. Das Prinzip besteht darin, daß man an der Punktionsnadel einen Schlauch befestigt, der in ein Gefäß mit einer Flüssigkeit taucht. Wenn sich Flüssigkeit aus der Brusthöhle durch den Schlauch in das Gefäß entleert, so saugt durch Heberwirkung die tiefer stehende Flüssigkeit immer wieder den Inhalt aus der Brust heraus, ohne Rücksicht auf die dort herrschenden geringen Druckschwankungen bei der Atmung. Es kann nun auch keine Luft bei der Einatmung angesaugt werden. Im einzelnen wird es so gemacht:

Man nimmt einen dünnen Troikar und führt ihn zum offenen Lumen eines passenden Gummischlauches hinaus, indem man die Seitenwand des Schlauches dicht am Ende durchsticht. Troikar und Schlauch werden durch Kochen sterilisiert. Ein Borwasser oder Sublimat enthaltendes größeres (1 bis 2 Liter) Glasgefäß wird bereitgestellt. Zur Schmerzausschaltung beim Durchstechen der Haut kann diese an der Punktionsstelle unempfindlich gemacht werden. Das geschieht entweder durch Einspritzung einer ganz geringen Menge Novokain oder durch Vereisung der Haut mit dem Chloräthylspray. Die Vereisung geschieht folgendermaßen: man nimmt eine mit genügend Chloräthyl gefüllte Flasche. Es gibt Flaschen mit abschraubbarem und mit federndem Verschluß. Bei der ersten Art wird der Verschluß abgeschraubt. (Hierbei achte man darauf, daß das im Strahl sich entleerende Chloräthyl nicht ins eigene Auge oder das Auge eines der Umherstehenden kommt.) Die Flasche wird dann mit der ganzen Hand an dem von der Öffnung entfernten Ende umgriffen und so gehalten, daß der Strahl in schräger Richtung von oben nach unten die Haut trifft. Die Mündung der Flasche sei 20 bis 30 cm von der Hautstelle entfernt, die vereist werden soll. Man lenke den Strahl möglichst auf einen Punkt, den man sich vom Arzt durch irgendein Instrument bezeichnen läßt. Die nächste Umgebung wird durch umhersprühendes Chloräthyl ebenfalls vereist. Die Handhabung bei federndem Ventil ist ähnlich. Manche Ärzte machen an der Punktionsstelle zunächst einen kleinen Einschnitt mit dem Messer, um sich die oft schwierige Durchbohrung der Haut zu erleichtern. Es ist also ein kleines, spitzes Messer bereit zu halten. Die Haut wird in üblicher Weise desinfiziert. Hat nun der Arzt den Troikar in die Brusthöhle gestoßen, dann zieht er den Stachel heraus und streift sofort den Schlauch weiter über das offene Troikarende. Die Schwester leitet das freie Schlauchende sofort in das tiefer stehende, mit etwas Flüssigkeit gefüllte Glas, so daß es in die Flüssigkeit taucht.

Nun fließt sofort das Exsudat aus der Brusthöhle in das Gefäß. Man merke sich vorher die in das Glas gegossene Flüssigkeitsmenge (z. B. $1/4$ Liter), um später durch Abzug dieser Quantität genau zu wissen, wieviel Flüssigkeit man entleert hat. Kognak und Wein, Campher und Spritze sind bereit zu halten. Die Punktionsstelle wird durch einen Pflasterverband steril verschlossen. Sterile Pflasterverbände für Punktionsstellen richtet man folgendermaßen her: man befestigt zwei etwa 8 bis 10 cm lange Heftpflasterstreifen kreuzweise aneinander. Am Schnittpunkt des Kreuzes wird steril ein kleiner Tupfer befestigt. Nach Beendigung der Punktion wird dieser Heftpflasterverband von der Schwester steril angebracht, ohne den Tupfer zu berühren.

19. Potainscher Apparat.

Zur Entleerung von Pleuraexsudaten ist an vielen Kliniken der Potainsche Apparat in Gebrauch. Sein Prinzip besteht darin, daß der mit dem Pleuraraum in Verbindung stehende Schlauch in eine durch Auspumpen luftleer gemachte Flasche mündet, und daß der luftleere Raum in der Flasche das Exsudat rasch ansaugt. Der Potainsche Apparat muß vor Gebrauch ausprobiert werden. Die Flasche ist durch einen luftdicht schließenden, doppelt durchbohrten Gummipfropfen verschlossen. Durch die Bohrungen sind zwei winklig gebogene Rohre geführt, die durch Hähne zu verschließen sind. Über die Rohröffnungen werden lange, gut passende Gummischläuche gestülpt, von denen der eine mit dem Troikar, der andere mit einer Luftpumpe (bzw. Blasenspritze) in Verbindung gebracht werden kann. Schließt man den ersten Hahn und öffnet den zweiten, so kann man das Gefäß durch Auspumpen luftleer machen. Darauf wird der zweite Hahn geschlossen. Nach Einstoßen des Troikars in die Pleurahöhle wird der andere Hahn geöffnet, so daß der luftleere Raum eine Saugwirkung ausübt. Man kann, wenn die Saugwirkung nachläßt, während der Troikar in der Pleurahöhle steckt, durch Öffnen und Schließen der entsprechenden Hähne die Flasche weiter auspumpen. Alle Teile des Apparates müssen durch Auskochen sterilisiert sein.

20. Bauchpunktion.

Wie in der Brusthöhle kann sich auch in der Bauchhöhle unter krankhaften Verhältnissen Flüssigkeit ansammeln: es bildet sich Bauchwasser (Ascites). Dieses wird durch Troikar entfernt. Die Schwester bereitet vor: Jodtinktur und Tupfer zur Hautdesinfektion, Troikars verschiedener Stärke (gerade und gebogen),

Chloräthyl bzw. Novokain, Belebungs- und Herzmittel. Ferner wird ein Eimer zurecht gehalten, um das oft in großen Mengen abfließende Bauchwasser aufzufangen. Die Punktionsstelle wird mit einem Heftpflasterverband bedeckt, der aber größer sein soll als bei Punktionen an anderen Körperstellen, da durch die verhältnismäßig große Punktionsstelle oft noch ziemlich reichlich Flüssigkeit nachsickert. Der Patient wird zu dieser Operation in einem Stuhl oder im Bett aufgesetzt.

21. Lumbalpunktion.

Im Anschluß wollen wir die Punktion des Wirbelsäulenkanals, die Lumbalpunktion, besprechen. Hier wird mit einer geeigneten Kanüle der Wirbelsäulenkanal punktiert, um die das Gehirn und Rückenmark umspülende Flüssigkeit zu gewinnen. Vorbereitet werden Utensilien zur Hautdesinfektion, die Lumbalpunktionskanüle und ein steriler Heftpflastertupfer. Die Kanüle wird in sodafreiem Wasser gekocht. Sie muß frei von Rost, das eingeführte Mandrin völlig sauber sein. Bevor die Schwester die Nadel reicht, wische sie diese außen mit einem sterilen Tupfer ab (dazu muß sie natürlich selbst desinfiziert sein!), ziehe das Mandrin noch einmal heraus und überzeuge sich, daß der zum Abwischen benutzte Tupfer sauber bleibt. Andernfalls können Schmutzteile in die Rückenmarkflüssigkeit kommen und zu schweren Nervenerkrankungen (Kopfschmerzen, Lähmungen) Veranlassung geben. Der Patient wird in sitzende Stellung auf einen Tisch gebracht. Die Schwester stellt sich mitten vor ihn. Der Patient senkt den Kopf stark nach vorn und wird aufgefordert, einen „Katzenbuckel" zu machen. Beide Hände legt er auf die Schultern der Schwester. Die Schwester legt die Kuppe ihrer Zeigefinger auf die beiden Darmbeinkämme des Patienten, um dem Arzt die Orientierung für die Lumbalpunktion zu erleichtern.

22. Vorbereitungen zur Operation.

Wir wenden uns jetzt den Vorbereitungen zu, die eine Schwester zu treffen hat, wenn ein Patient ihrer Station operiert werden soll. „Morgen werden Sie operiert!" Welche große Erregung rufen diese Worte nicht in jedem Kranken hervor, und wie gleichgültig steht oft das Personal diesem gewaltigen Ereignis einer Operation gegenüber! Die stumpf machende Gewohnheit läßt allzu leicht vergessen, daß mit dem Wort Operation für viele Kranke das Gespenst heraufbeschworen wird, das den Weg ins dunkle Reich der Schatten weist. Was bedeutet eine Operation dem Kranken?! Er wird betäubt, d. h. seiner Sinne beraubt und damit zu einem willenlosen Geschöpf. In diesem bewußtlosen Zustand wird an seinem Körper, dem sinnlichen Ausdruck seines Lebens, ein gewaltsamer, blutiger Eingriff vorgenommen. Werde ich gesund? Werde ich überhaupt mein Leben behalten? Diese Fragen, die überhaupt alles Irdische für die eigene Person an Bedeutung weit übertreffen, beschäftigen dauernd den Kranken. Jede Operation bringt also auch einen großen seelischen Eingriff mit sich. Wichtige Aufgaben fallen der Schwester zu, um auf die Psyche des Patienten beruhigend einzuwirken. Die Schwester muß zunächst jede Aufregung vom Patienten fernhalten. Kranke, die durch Furcht erregende Operationsschilderungen den Patienten ängstigen, sind aus seiner Umgebung zu entfernen. Ein Mensch, der operiert werden soll, ist möglichst mit ruhigen, vernünftigen Menschen zusammen in ein Zimmer zu legen. Auf jeden Fall muß der Kranke vor dem Anblick von frisch Operierten behütet werden; denn der Anblick Narkotisierter oder vom Operationstisch kommender, jammernder Menschen wirkt unangenehm. Dann sind nach Rücksprache mit dem Arzt die Angehörigen von dem Operationstermin zu benachrichtigen. Am besten machen das die Kranken selbst. Wenn es der Gesundheitszustand nicht erlaubt, tut es die Schwester.

Jeder Kranke soll in tadellos sauberem Zustand mit frisch gewaschenem Hemd zur Operation gefahren werden. Blase und Mastdarm müssen entleert sein. Diese Vorbereitung gehört, wenn nicht vom Arzt etwas anderes angeordnet wird, gewöhnlich zu jeder Operation. Am Abend vor der Operation werden die in das Operationsgebiet fallenden behaarten Körperteile — also bei jeder Bauchoperation die Schamhaare — rasiert, der Patient erhält abends ein Reinigungsbad. Wenn das der Gesundheitszustand nicht erlaubt, wird er gründlich gewaschen. Man achte sorgfältig darauf, daß sich der Patient dabei nicht erkältet.

Bestimmte Operationen erfordern bestimmte Vorbereitungen. Wir kommen darauf noch zurück. Patienten, die dringend sofort operiert werden müssen, können natürlich nicht ebenso vorbereitet werden wie Kranke, bei denen der Operationstermin tagelang vorher bestimmt wird.

Wir besprechen die Vorbereitung für eine der wichtigsten und häufigsten Operationen, die Laparotomie oder Eröffnung der Bauchhöhle. Außer den schon vorher angegebenen Bemerkungen über Sauberkeit ist zu bedenken:

1. der Kranke soll nicht in geschwächtem Zustand der Operation ausgesetzt werden;
2. Magen und Darmkanal sollen entleert sein;

3. die Därme sollen sich nicht in geblähtem Zustand befinden und ihre normale, selbständige Beweglichkeit — Peristaltik — möglichst eingeschränkt haben;
4. die Blase muß entleert sein;
5. der Kranke soll ausgeschlafen haben;
6. die Erregbarkeit des Kranken soll durch Beruhigungsmittel so stark herabgesetzt sein, daß er sich in ziemlich teilnahmslosem Zustand befindet und der Einleitung der Narkose keinen Widerstand entgegensetzt.

Wie werden wir diesen Forderungen gerecht?

Um den Kranken nicht zu schwächen, soll er in den Tagen vor der Operation gut ernährt werden. Schmackhaft und nahrhaft nährt besser als reichlich. Das ist leicht zu erreichen durch geeignete Zubereitung der Kost. Eine mit Ei abgezogene, mit einem Stück Butter versehene Hafermehlsuppe enthält in knapper Form alle notwendigen Nährstoffe. Ein bis zwei Eier, mit Rotwein oder Kognak und reichlich Zucker im Glase geschlagen, wird von vielen Patienten gern zum zweiten Frühstück getrunken und besitzt hohen Nährwert. Vermieden werden soll schlackenreiche Kost, die viel Kot bildet, also Schwarzbrot, Hülsenfrüchte und viele andere Gemüsearten. Man frage den Arzt, ob ein Nährpräparat wie Sanatogen, Biomalz oder dgl. den Speisen zugesetzt werden darf. Selbstverständlich ist für viele Erkrankungen des Magen-Darmkanales diese Ernährung nicht angebracht. Bei Diät kann man den Körper noch durch andere Mittel kräftigen, z. B. durch Nährklystiere. Das bestimmt der Arzt.

Handelt es sich um eine Operation am Magen oder Darm selbst, so bekommt der Patient zwei Tage vor der Operation morgens nüchtern zwei Eßlöffel Rizinusöl. Nach der Wirkung wird der Kranke möglichst nur breiig oder flüssig mit wenig Kot bildender aber doch nahrhafter Kost ernährt, also z. B. Milch, Griesbrei, Flammerie, Kartoffelbrei, Weißbrot mit Butter usw. Abends bekommt er einen Reinigungseinlauf, etwa einen Liter Seifenwasser. Es ist darauf zu achten, daß der Einlauf auch nach etwa einer Stunde wieder herausgebracht wird. Ist der Patient dazu nicht fähig, werden ihm mit einem Darmrohr etwa 50 ccm Glyzerin in den Mastdarm gespritzt. (Man frage vorher den Arzt!) Dadurch wird ein mächtiger Drang zum Stuhlgang hervorgerufen. Am Tage vor der Operation wird dieselbe Prozedur nochmals wiederholt: morgens (am besten zwischen 6 und 7) zwei Eßlöffel Rizinusöl — bei Erwachsenen nicht weniger! — Aber mit der Nahrungszufuhr ist man an diesem Tage etwas sparsamer, um den Darm für den nächsten Tag leer zu halten. Mittags eine Haferschleim-,

Milch- oder Grießsuppe oder irgendeinen ganz leicht verdaulichen Brei. Der Patient gehört am Tage vor der Operation ins Bett. Bettruhe schont Kräfte, und ein ruhender Körper braucht weniger Nährstoffe als ein arbeitender. Um 5 Uhr nachmittags bekommt der Kranke noch $1/_4$ Liter Milch, von da an bis zur Operation im allgemeinen nichts anderes als bei Verlangen etwas Tee oder Malzkaffee. Zwischen 7 und 8 Uhr abends wird nochmals ein Reinigungseinlauf gemacht, der auf jeden Fall den Darm wieder verlassen muß. Die Schwester muß darauf achten. Nun sind Magen und Darm entleert.

Warum müssen wir die Forderung erfüllen, daß die Därme ruhiggestellt werden und nicht gebläht sind?

Wir Ärzte eröffnen von verhältnismäßig kleinen Schnitten den Bauch und suchen uns das Organ, an dem wir zu operieren wünschen. Im gesunden Zustand sind die Därme dauernd mit den Speisen bzw. ihren Verdauungsresten gefüllt und durch die sich entwickelnden Darmgase gebläht. Durch dauernde Eigenbewegung des Darmes, die wellenförmig über die Därme dahinläuft, wird der Speisebrei von der Magengegend bis zum Mastdarm transportiert. Eröffnet man nun bei einem nicht vorbereiteten Patienten die Bauchhöhle, so drängen sich die geblähten Darmschlingen sofort in die Wunde, nehmen das ganze Operationsterrain ein und erschweren die Operation ganz außerordentlich. Es kann sogar möglich werden, daß eine Operation aus diesem Grunde, also wegen ungenügender Vorbereitung, abgebrochen werden muß. Sind dagegen die Därme leer und ruhig gestellt, so liegen sie schlaff und zusammengefallen in der Bauchhöhle, lassen sich, wenn es nötig ist, leicht beiseite schieben und erleichtern die Operation wesentlich. Ist der Operateur gezwungen, Magen oder Darm zu eröffnen, so kann bei leerem Darm kein schmutziger Darminhalt in die Bauchhöhle kommen und zu einer Verderben bringenden Bauchfellentzündung führen. Um nun die Därme in den gewünschten Zustand zu bringen, geben wir dem Patienten ein Mittel, das den leeren Darm zur Zusammenziehung — Kontraktion — bringt. Das erreichen wir mit Wismut. Man gibt abends nach der Wirkung des Einlaufs 1 g Bismutum subnitricum und morgens etwa drei Stunden vor Beginn der Operation nochmals dasselbe. Gleichzeitig werden morgens 20 bis 30 Tropfen Opiumtinktur gegeben, die eine beruhigende, lähmende Wirkung auf den Darm ausübt und die Peristaltik ausschaltet. Alle diese Mittel dürfen aber nur auf ärztliche Verordnung gegeben werden.

Kommt ein Kranker plötzlich unvorbereitet zu einer Operation, die Narkose erfordert, so tut man gut, den Magen vorher auszuhebern, um bei einem eventuell im Verlauf der Narkose eintretenden Brechreiz zu verhindern, daß erbrochene Speisen von dem betäubten Menschen durch die Luftröhre in die Lunge kommen und zu schweren Lungenentzündungen Veranlassung geben. Eine dringende Operation bedarf dieser Vorbereitung in besonderem Maße: die Darmverschlingung oder der Darmverschluß (Ileus). Wenn an einer Stelle des Darmes ein Hindernis sitzt, das den Weitertransport der Speisen zum Mastdarm hemmt, so faulen die gestauten Speisen im Darm, und es kommt zu einem Vergiftungszustand, bei dem die im Darm gefaulten, kotig umgewandelten Speisen erbrochen werden. Es kommt zu dem elenden Zustand des Koterbrechens. Wenn dieses Koterbrochene von einem Narkotisierten aspiriert wird, so kommt es zu jauchigen, oft tödlich verlaufenden Lungenentzündungen. Infolgedessen ist bei jedem Ileus vor Beginn der Operation der Magen auszuhebern und im Anschluß zu spülen, bis das Spülwasser klar abfließt. In jedem Fall ist der Arzt zu fragen. Keinesfalls darf der Magen gespült werden, wenn der Arzt die Diagnose einer Magenverletzung (durchgebrochenes Magengeschwür) gestellt hat, da auf diese Weise Spülwasser durch den Magen in die Bauchhöhle kommen und zum Tode führen würde.

Damit der Kranke ausgeschlafen zur Operation kommt, erhält er am Abend vorher ein stark wirkendes Schlafmittel. Für diesen Zweck ist am meisten Veronal in Gebrauch; denn es hat die Eigenschaft, seine Wirkung noch über den nächsten Tag hinaus auszudehnen, ist also für unseren Zweck besonders geeignet. Da die Veronalwirkung erst zwei Stunden nach dem Einnehmen einzutreten pflegt, gibt man es etwa gegen 7 Uhr abends.

Um die Erregbarkeit des Kranken vor der Operation herabzusetzen und die Einleitung der Narkose zu erleichtern, bekommt er eine halbe Stunde vor Beginn der Narkose eine Morphiuminjektion oder eine ähnlich wirkende Einspritzung. Außer Morphium ist das etwas schwächere Opiumpräparat Pantopon in Gebrauch. Als Beruhigungsmittel wird auch das Erregungszustände stark herabsetzende Scopolamin gebraucht. Vor Äthernarkosen wird von vielen Ärzten mit dem Morphium zusammen Atropin eingespritzt. Dieses hat die Eigenschaft, die starke Schleimsekretion während der Äthernarkose einzuschränken und so dem Äther einen Teil seiner Gefahren zu nehmen. Aufgabe der Schwester ist es, sich genau zu erkundigen, wann mit der Narkose begonnen wird. Die Injektion soll möglichst genau eine halbe Stunde vor Einleitung der Narkose oder bei örtlicher Betäubung vor Beginn der Einspritzung erfolgen. Auf diese Weise entfaltet das Mittel während der Dauer der Operation am besten seine Wirksamkeit. Außerdem hat diese Vorschrift noch einen anderen Zweck: bei manchen Kranken rufen Morphiuminjektionen Erbrechen hervor. Das Erbrechen setzt mit Eintritt der Morphiumwirkung, d. h. eine halbe Stunde nach der Injektion ein. Es wird also das Erbrechen vor Eintritt der Narkose erfolgen und damit weder Narkose noch Operation stören. Kranken, die in örtlicher Betäubung oder Rückenmarksanästhesie operiert werden, werden durch ein sauberes Handtuch die Augen verbunden und durch eingefettete Wattepropfen die Ohren zugestopft, um möglichst alle Sinneseindrücke von ihnen fernzuhalten. Es ist selbstverständlich, soll aber trotzdem nochmals betont werden, daß sämtliche Vorbereitungen für die Operation, sowohl Diät und Abführmaßnahmen als auch Schlafmittel und Einspritzungen vor der Operation nur auf ausdrückliche Anordnung und nach Angaben des Arztes gemacht werden dürfen. Gute Vorbereitung und gute Nachbehandlung sind Bedingungen für den Operationserfolg und das Verdienst der tüchtigen Schwester. Schlechte Vorbereitung kann ohne Verschulden des Arztes durch eine nachlässige Schwester zu einem Mißlingen der Operation führen.

Unmittelbar vor der Narkose wird der Kranke noch katheterisiert. Das Operationsgebiet — also in unserem Falle der Leib — wird mit einem großen Bauschen mit Seifenspiritus oder mit Alkohol und dann mit Äther abgerieben, und dann ein steriles Handtuch um den Leib gebunden und festgesteckt. So vorbereitet heben wir unsern Kranken auf die Trage und fahren ihn in den Narkosenraum.

Die Vorbereitungen für andere Operationen sind ähnlich. Bei Operationen an Armen und Beinen werden diese rasiert und in der eben beschriebenen Weise gereinigt. Kopfoperationen erfordern selbstverständlich Rasieren. Hier genügt natürlich Entleerung des Darmes am Tage vor der Operation. Mittel zur Ruhigstellung des Darmes erübrigen sich.

Sämtliche gynäkologische Operationen erfordern die Vorbereitung wie zu jeder Bauchoperation, außerdem ist vor jeder Operation eine gründliche Scheidenspülung (Lysoform, Kresolseifenlösung, übermangansaures Kali, Sublimat) zu machen.

23. Die Narkose.

Vorbereitet liegt unser Kranker im Narkosenraum. „Schwester, beginnen Sie die Narkose!"

Wer die Aufgabe erhält, einen Menschen zu narkotisieren, bekommt damit ein Menschenleben in seine Hand. Die Verantwortung ist so groß, daß sie eigentlich nur vom Arzt getragen werden kann. Dennoch ist sehr oft die Schwester gezwungen, die Narkose zu machen. Sie muß die Technik vollkommen beherrschen.

Jede Narkose ist eine Vergiftung, die, lange genug durchgeführt, zum Tode führt. Aufgabe des Narkotiseurs ist es, durch möglichst geringe Gaben des Narkotikums zu verhindern, daß die Giftwirkung in Gefahr drohendem Maße über den Körper Herrschaft gewinnt.

Die Einatmung eines Narkosemittels — das ist für den Narkotiseur praktisch wichtig — ruft beim Menschen nacheinander vier Stadien hervor:

1. nach verhältnismäßig kurzer Zeit den Rausch. In diesem Stadium ist für kurze Zeit das Schmerzgefühl ausgeschaltet, ohne daß das übrige Bewußtsein gänzlich getrübt ist. Die Kranken bewegen sich oder sprechen und schreien in diesem Zustand, ohne Schmerzen zu empfinden. Dieses Stadium eignet sich gut für kurz dauernde, schmerzhafte Eingriffe (z. B. Einschnitte, Nagel entfernen, Einrenkungen). Es ist ungeeignet für Eingriffe, die völlige Muskelerschlaffung erfordern, also Eingipsen, Narkosenuntersuchungen, größere Operationen.

Dieser schnell eintretende Rauschzustand wird von unerfahrenen Schwestern oft für den erwünschten Narkosezustand gehalten. Sie freuen sich über die schnell und mühelos erreichte Narkose und berichten dem Arzt, daß die Narkose eingetreten ist, die Operation beginnen kann. Sie hören mit dem Narkotisieren auf in der falschen Voraussetzung, daß der Patient fest schläft. Beim ersten Schnitt, den der Operateur macht, windet sich der vermeintlich Narkotisierte, in Wirklichkeit aber nur Berauschte, die sterilen Tücher kommen in Unordnung, bis die Narkose ihr gewünschtes Stadium erreicht hat. Ist der Rauschzustand überwunden, so entsteht beim weiteren Narkotisieren

2. das Erregungs-(Exzitations-)Stadium. Die Kranken werden unruhig und widersetzen sich der Betäubung. Bei Männern, besonders Alkoholikern, ist dieses Stadium für den Narkotiseur oft unangenehm. Es gelingt manchmal nur mit großer Kraft und Mühe, die wild um sich schlagenden Kranken auf dem Narkosetisch zu halten und weiter zu betäuben. Überwindet man durch ruhige Weitergabe des Narkotikums den Erregungszustand, so wird

3. das Stadium der Betäubung, der erwünschte tiefe Schlaf erzielt. Jeder Schmerz, jedes Bewußtsein ist ausgeschaltet. Die

Muskulatur ist völlig erschlafft, die Reflexe, wie z. B. der Hornhautreflex (Zusammenkneifen der Augenlider bei Berührung der Hornhaut) oder der Würgreflex (Würgreiz bei Berührung des Rachens) sind völlig erloschen. Dieses Stadium wird bei der Narkose erstrebt und soll möglichst während der ganzen Dauer der Operation durch geschickte Dosierung des Narkosemittels unterhalten werden. Wird in diesem Stadium durch unverständige Handhabung zu viel Narkotikum gegeben, so entsteht

4. das Vergiftungsstadium. Ist dieses eingetreten, so ist der Patient gewöhnlich verloren. In kurzer Zeit geht er an der Vergiftung zugrunde. Nur selten kommt ärztliche Hilfe zur Zeit.

Je schwächer wirkend das Narkosemittel, desto leichter ist das Stadium des Rausches, desto schwerer ist das Betäubungsstadium zu erreichen. Wir wollen nur die am meisten im Gebrauch befindlichen Narkosemittel besprechen:

das Chloräthyl, den Äther und das Chloroform.

Mit dem Chloräthyl läßt sich nur ein Rausch erzeugen. Es gelingt im allgemeinen auf keine Weise, mit Chloräthyl eine richtige tiefe Narkose, d. h. also das Betäubungsstadium zu erreichen, mag man auch noch so viel Chloräthyl auf die Maske tropfen. Man kann bei zu reichlicher Zufuhr von Chloräthyl üble Erstickungsanfälle, sogar mit tödlichem Ausgang erleben.

Das heute am meisten in Gebrauch befindliche Narkotikum ist der Äther. Er ist weniger gefährlich als das Chloroform. Mit ihm gelingt es sehr leicht, das Rausch- vom Betäubungsstadium zu trennen. Der Äther hat die Eigenschaft, die Atmungsschleimhäute (und auch die Augenschleimhaut — Bindehaut —) zu reizen und zu starker Sekretion anzuregen. Wie schon vorher bemerkt, läßt sich durch ärztlich angeordnete Injektion von Morphium-Atropin vor Beginn der Narkose diese üble Nebenwirkung etwas einschränken. Der Äther ist sehr feuergefährlich. Man muß also alle freibrennenden Flammen — Gas- und Petroleumlicht, Herdfeuer, den Paquelin — sorgfältig von Äthernarkosen entfernt halten.

Am stärksten von unsern Narkosemitteln wirkt das Chloroform. Es ist aber auch bei weitem am gefährlichsten. Wegen seiner schnell eintretenden, starken Wirkung tritt das Rauschstadium gar nicht in Erscheinung. Nach kurzem Erregungsstadium tritt die Betäubung ein, die bei unvorsichtiger Handhabung der Narkose leicht in das Vergiftungsstadium übergeht. Wegen der großen Gefahr, die Chloroformnarkosen haben, ist das Chloroform als Narkosemittel keinem Menschen in die Hand zu geben, der nicht ganz besonders große Übung und Erfahrung in

Narkosen hat. Eine Schwester sollte ohne Arzt eine Chloroformnarkose niemals allein ausführen.

Um die Vorteile der verschiedenen Narkosemittel zu kombinieren bzw. ihre Gefahren abzuschwächen, hat man mehrere Narkotika miteinander vermischt und mit diesen Mischungen narkotisiert. Am meisten in Gebrauch ist die sogenannte A-C-E-Mischung, die besonders in England viel angewandt wird. Sie besteht aus einem Teil Alkohol, zwei Teilen Chloroform und drei Teilen Äther (z. B. 10 ccm Alkohol [96%], 20 ccm Chloroform und 30 ccm Äther). Die drei Flüssigkeiten müssen gut durchgeschüttelt werden.

Außer der A-C-E-Mischung ist das Billrothsche Narkosegemisch in Gebrauch: 15 ccm Äther, 15 ccm Alkohol, 50 ccm Chloroform.

Für kurz dauernde, schmerzhafte Eingriffe bedient man sich des relativ ungefährlichen Rausches.

Wir besprechen zunächst den Chloräthylrausch. Das Chloräthyl kommt in Patentflaschen in den Handel. Löst man den Verschluß vollkommen, so spritzt das Chloräthyl im Strahl aus der Flasche. Bei unvollkommener Öffnung des Verschlusses kann man die Flüssigkeit tropfenweise heraustreten lassen. Um zu erreichen, daß die Dämpfe des schnell verdunstenden Chloräthyls auch wirklich in die Atmungsluft kommen, bedient man sich am besten statt der Narkosemaske einer vierfach zusammengelegten, etwa 20 qcm großen Mullkompresse. Diese wird über Mund und Nase locker gelegt, und nun das Chloräthyl in rascher Tropffolge auf die Stelle getropft, die sich über den Nasenlöchern befindet. Nachdem man etwa 10 bis 20 Tropfen auf diese Stelle gebracht hat, verzieht man die Mullkompresse ein wenig, so daß jetzt eine andere Stelle die Nasenlöcher bedeckt, tropft aber immer genau auf die Gegend, die den Nasenlöchern entspricht. Diese Verziehung der Kompresse wird in derselben Weise während der Dauer der Ausführung des Rausches fortgesetzt. So verhindert man, daß das Chloräthyl an einer Stelle vereist und zur Erfrierung der Nase führt, und erreicht, daß nur die von der Nase eingezogene Einatmungsluft mit den Chloräthyldämpfen vermischt wird. Während des Tropfens fordert man den Patienten mit ruhigen aber eindringlichen Worten auf, durch die Nase tief einzuatmen. Tut er das, so ist nach 10 bis 20 Atemzügen — bei verschiedenen Menschen ist das verschieden — der Rausch eingetreten. Nun tut man gut, die Narkose zu unterbrechen und die Mullkompresse zu entfernen. Der Rausch dauert nur ein bis zwei Minuten. Es gelingt auf keine Weise mit diesem Narkotikum eine länger dauernde Narkose zu unterhalten. Selbst wenn man also nach Eintritt des Rauschzustandes weiter und weiter tropft, wacht der Kranke nach kurzer Zeit auf. Man riskiert nur, daß unverständiges Weitergeben einen Erstickungsanfall hervorrufen kann. Merkt man, daß die Zeit des Rausches für den Eingriff des Arztes zu kurz ist, so frage man, ob der Rausch in eine Narkose übergeführt werden soll und ersetze das Chloräthyl durch ein stärker wirkendes Narkotikum (z. B. Äther). Der Chloräthylrausch bildet also in diesem Fall die Einleitung einer Narkose.

Vor dem Gebrauch des Chloräthyls zur Inhalation wurde der Ätherrausch viel in Anwendung gebracht. Man benutzte dazu große, fast das ganze Gesicht bedeckende Masken, die außen mit Billroth-Battist überzogen und also luftdicht abgeschlossen waren (Maske nach Julliard). Man goß von vornherein 30 bis 40 ccm Äther in die Maske, schwenkte sie ordentlich durch, damit der Äther sich verteilte und nicht beim Auflegen das Gesicht verbrennen konnte und stülpte dann die Maske dem Kranken über das Gesicht. Nach 20 bis 22 Atemzügen pflegt der Rauschzustand eingetreten zu sein. Diese Art der Technik hat sicher für die Kranken etwas Unangenehmes, da sie durch die mangelhafte Luftzufuhr bei der Ausführung Erstickungsgefühl bekommen. Man kann — wenn auch nicht so schnell und oft nicht so vollkommen — mit der gewöhnlichen Narkosemaske den Ätherrausch ausführen. Man tropft erst langsam einige Tropfen auf die Maske, um den Patienten an den Geruch zu gewöhnen, gibt nach zwei bis drei Atemzügen größere Mengen Äther auf die Maske, wobei man den Patienten zum tiefen Atemholen auffordert und legt nach genügender Durchtränkung der Maske ein sauberes Handtuch über die Maske, das die Verdunstung des Äthers nach außen verhindert. Auch durch das Handtuch hindurch kann man noch Äther auf die Maske bringen. Auf diese Weise gelingt es auch meistens, nach 20 bis 30 Atemzügen einen Rausch zu erzeugen. Jetzt wird die Maske wieder entfernt. Würde man weiter tropfen, so würde man das Rauschstadium rasch in das Erregungsstadium und dann in das Stadium der Betäubung überführen.

Um beurteilen zu können, daß während der Narkose dem Patienten keine Gefahren drohen, hat man dreierlei zu beachten: die Atmung, den Puls und die Pupillen. Die Atmung soll ruhig, gleichmäßig und nicht zu oberflächlich sein. Atemstillstand mit bläulicher Verfärbung des Gesichtes ist eine Narkosestörung, die sofortiger Abhilfe bedarf (s. später). Der Puls ist bei erregten Menschen gewöhnlich vor Beginn der Narkose beschleunigt. Er soll in tiefer Narkose ruhig, gleichmäßig und vor allen Dingen kräftig sein. Ein kleiner Puls ist ein Symptom, das zu erhöhter Aufmerksamkeit mahnt und eventuell Anwendung von Herzmitteln erfordert.

Die Pupillen werden bei tiefer Narkose eng. Rasche Erweiterung der Pupillen in tiefer Narkose ist ein Zeichen größter Lebensgefahr. Mit der Erweiterung der Pupillen in tiefer Narkose pflegt das Leben zu entschwinden. Das Ereignis findet nur bei wirklicher Vergiftung des Körpers — z. B. durch große Gaben Chloroform — statt. Man darf diese Erweiterung, die fast immer mit dem Eintreten des Todes gleichbedeutend ist, nicht mit der Erweiterung der Pupillen beim Erwachen des Patienten verwechseln. Sind Puls und Atmung vollständig in Ordnung und erweitern sich die Pupillen wenig, d. h. sind sie nicht wie in tiefer Narkose stark verengt, so ist der Patient dem Erwachen nahe.

Die Schwester, die die Narkose ausführt, hat sich vorher ihr Handwerkzeug zurechtzulegen und zu prüfen. Eine gut bespannte Maske, eine Tropfflasche mit dem Narkotikum. Es ist vorher zu prüfen, ob die Tropfflasche in Ordnung ist. In Ermangelung einer Tropfflasche kann man einen dünnen Gazedocht locker zwischen Kork und Flaschenhals einklemmen und durch diesen die Tropfen nach außen leiten. Genügend Flaschen mit Narkotikum und ein Korkzieher zum Öffnen der Flaschen sind bereit zu stellen. Zur Öffnung des Mundes brauchen wir einen Mundsperrer (Modell nach Heister oder Roser-König), zum Hervorziehen der Zunge eine Zungenzange, eine Anzahl Tupfer mit einem Tupferträger zum Auswischen des Rachens, eine Eiterschale, falls der Patient erbricht, ein sauberes Handtuch, um das Gesicht vom Schweiß zu trocknen und zu reinigen und eine sterile Spritze mit Kanüle und Kampfer und Koffein (dazu steriler Tupfer und Jodtinktur), um beim Nachlassen der Herzkraft die Herztätigkeit zu unterstützen.

Man mache es sich zum Prinzip, niemals mit dem Narkotisierten allein im Zimmer zu sein. Erstens werden die Kranken im Erregungsstadium oft so unruhig, daß man unbedingt eine Hilfe braucht. Ein zweiter Grund ist aber wichtiger. Viele Menschen bekommen in der Narkose, besonders im ersten Rauschstadium, Vorstellungen geschlechtlichen Inhaltes, die sie nach Ablauf der Narkose nicht mehr für das, was sie wirklich sind, Produkte ihrer Einbildung, sondern für Tatsachen halten. Gegen manchen Narkotiseur, der leichtfertig allein eine Narkose ausgeführt hat, sind schon zu Unrecht schwere Beschuldigungen erhoben worden. Man sichert sich am besten vor solchen Unannehmlichkeiten, wenn man irgendeine andere Person zur Narkose zuzieht.

Um sich die Einleitung der Narkose bei dem durch einschläfernden Einspritzungen vorbereiteten Kranken zu erleichtern, halte man alle Sinneseindrücke vom Kranken fern. Das Narkosezimmer sei verdunkelt. Jede Unterhaltung ruht während des Narkotisierens, einerseits um die Aufmerksamkeit des Narkotiseurs auf die Narkose zu konzentrieren, andererseits um den einschlafenden Kranken nicht zu stören. Manche Ärzte lassen die Kranken bei Beginn der Betäubung zählen. Sobald der Kranke anfängt, Fehler zu machen und undeutlich zu sprechen, nähert er sich dem Einschlafen. Es gibt noch andere und zuverlässigere Mittel, um das Einschlafen zu erkennen, und es scheint mir unzweckmäßig, einen Menschen, der einschlafen soll, durch Aufsagen der Zahlenreihe künstlich wach zu erhalten. Wir verwerfen daher das Zählen beim Narkotisieren. Man verhüte auch, daß andere Personen während des Narkotisierens das Zimmer betreten.

Gewandte Narkotiseure können die einschläfernde Wirkung des Narkotikums in dem stillen, verdunkelten Zimmer durch beruhigend gesprochene Worte noch unterstützen. Vor Beginn der Narkose fordert man den Patienten auf, den Mund zu öffnen und überzeugt sich genau, daß er nichts Körperfremdes im Mund hat: ein künstliches Gebiß, Kautabak, Gesundheitsstifte usw. müssen entfernt werden, damit sie bei der Betäubung nicht in die Atemwege gelangen.

Jede Narkose beginnt am besten mit einer kleinen Rede. Man sagt dem Patienten etwa: „Sie werden jetzt etwas zu riechen bekommen, damit Sie einschlafen und von der Operation nichts merken. Holen Sie ruhig und tief Luft, dann werden Sie schnell einschlafen." Wer, ohne ein Wort zu sagen, dem Kranken die Maske aufsetzt und ihn mit dem scharf riechenden Narkotikum überfällt, wird einen Mißerfolg erleben. Man senkt nach der Rede die Maske ganz langsam auf das Gesicht, so daß zwischen Gesicht und Maske noch einige Zentimeter Zwischenraum sind, bringt einige Tropfen Narkotikum auf die Maske und sagt dem Patienten langsam und eindringlich: „Holen Sie bitte tief Luft." Auf diese Weise bekommt der Patient den Geruch des Narkotikums zunächst in ganz schwacher Konzentration und gewinnt Vertrauen. Man senkt nun die Maske so auf das Gesicht, daß Mund und Nase völlig bedeckt sind und tropft etwas rascher. Die Flasche umfaßt man mit der ganzen Hand, der Zeigefinger sorgt dafür, daß der Stöpsel nicht herausfällt. Man hält die

Flasche nicht zu nahe über der Maske. Die Tropfen sollen gleichmäßig über die ganze Maske fallen und nicht immer dieselbe Stelle benetzen. Es darf sich bei der Äthernarkose keine Eisschicht an einer Stelle der Maske bilden, was durch fortgesetztes Tropfen auf dieselbe Stelle geschieht. Kommt der Kranke in das Rauschstadium, in dem er dem Narkotisieren nur geringen Widerstand entgegensetzt, so kann man etwas rascher tropfen. Man darf das Narkosemittel nie auf die Nase gießen, stets nur tropfen. Durch zu starke Konzentration der eingeatmeten Dämpfe würden in kurzer Zeit Vergiftungserscheinungen mit schweren Störungen auftreten. Eine genaue Angabe, wieviel Tropfen man in der Minute geben muß, läßt sich nicht machen, da verschiedene Menschen verschieden große Mengen brauchen. Man steigere von anfangs kleinen Dosen im Exzitationsstadium die Tropfzahl etwa auf 70 bis 90 Tropfen Äther in der Minute. Ist der Kranke eingeschlafen, so genügt gewöhnlich zur Unterhaltung der einmal eingetretenen Narkose eine Gabe von wenigen Tropfen Äther in der Minute. Chloroform muß in bedeutend geringerer Dosis gegeben werden. Das Erregungsstadium überwindet man am besten, wenn man sich durch die Unruhe des Patienten in keiner Weise beeinflussen läßt, weder die Maske abnimmt noch das Narkotikum verständnislos aufgießt, sondern ruhig und zielbewußt in rascher Folge tropft. Männer sind schwerer zu betäuben als Frauen, kräftige Menschen schwerer als schwächliche. Besondere Vorsicht ist bei der Narkose von Kindern angebracht. Kinder haben schreckliche Angst vor der Narkose und wehren sich oft verzweifelt. Bei ihnen tritt aber das Vergiftungsstadium sehr schnell ein, d. h. sie brauchen sehr wenig bis zur Betäubung. Man lasse sich durch den Widerstand der Kinder nicht dazu hinreißen, dem Kinde schnell viel Narkotikum zuzuführen. Ich habe bei Ausführung einer derartigen Narkose durch einen jungen, ungeübten Narkotiseur ein Kind sterben sehen. Vor allen Dingen Kindern kein Chloroform zu riechen geben!

Wie merkt man, ob der Kranke schläft?!

In der Narkose ist die Muskulatur vollkommen erschlafft. Man hebt den Arm des Patienten senkrecht in die Höhe und läßt ihn los. Fällt er schlaff herunter, so „spannt" der Kranke nicht mehr, er ist also betäubt. Andernfalls nimmt er seinen Arm langsam herunter in der Art, wie es auch ein nicht Betäubter tut. In der Narkose verschwinden auch die Reflexe, d. h. durch bestimmte Berührungen hervorgerufene unwillkürliche Bewegungen. Man prüft das Eintreten der Betäubung am Hornhautreflex: öffnet man mit Daumen und Zeigefinger der einen Hand die Augenlider und berührt vorsichtig mit dem Zipfel eines Tupfers die Hornhaut, so ist der Hornhautreflex erloschen, wenn der Kranke die Lider nicht zukneift. Jetzt läßt die Schwester dem Arzt melden, daß der Kranke schläft. Sie selbst darf keinesfalls von Beginn der Narkose bis zum völligen Erwachen den Kranken verlassen, ohne eine andere Schwester mit ihrer Vertretung zu beauftragen.

Der Kranke braucht in manchen Stadien der Operation wenig, in anderen mehr Narkose. Die meisten Operationen an den Organen der Bauchhöhle z. B. sind nicht schmerzhaft. So braucht der Kranke bei einer stundenlang währenden Magenoperation so gut wie gar kein Narkotikum, da das Nähen am Magen und Darm nicht als schmerzhaft empfunden wird. Zerren und Drücken an den Eingeweiden sowie Manipulationen an der Haut sind schmerzhaft. Nähert sich also eine Operation ihrem Ende, soll der Bauch geschlossen werden, dann muß die Narkose tief sein, damit der Kranke nicht erwacht und alle Därme herauspreßt, so daß die Beendigung der Operation unmöglich wird. Am besten tropft man gleichmäßig während der ganzen Dauer der Narkose, damit der Kranke nicht aufwacht. Ist einmal tiefe Narkose erst eingetreten, so genügen oft fünf bis zehn Tropfen in der Minute zur Unterhaltung der Narkose. Die Narkose ist dann gut, wenn man mit dem Mindestmaß von Narkotikum erreicht, daß der Kranke während der Dauer der Operation ohne Unterbrechung schläft und im Augenblick, wenn er vom Operationstisch kommt, aufwacht. Nur große Übung und Geschick bringen diese technische Vollkommenheit. Während der Operation überzeugt man sich von Zeit zu Zeit durch Prüfung des Hornhautreflexes, ob der Kranke tief schläft. Sobald der Kranke beim Berühren der Hornhaut die Lider zusammenkneift, tropft man etwas schneller. Puls, Atmung und Pupillen werden häufig kontrolliert.

Die Narkoseschwester muß dauernd ihre Aufmerksamkeit auf den Betäubten richten. Sie darf sich nicht unterhalten und nicht ihr Augenmerk auf die Operation richten. Ferner muß sie unter Hinweis auf die Narkose es ablehnen, andere Handreichungen während der Operation zu machen. Die Narkoseschwester muß bis zum völligen Erwachen des Kranken auch nach der Operation an seinem Bett sitzen und ihn bewachen. Kann sie aus irgendeinem Grunde nach der Operation nicht mehr bei dem Kranken bleiben, so muß sie eine andere Schwester rufen und ihre Aufgabe mit den Worten: „Schwester, ich übergebe Ihnen die Narkose (bzw. den Narkotisierten)" abtreten. Nach dem Erwachen pflegen die meisten Kranken unter der Nachwirkung der Narkose zu erbrechen. Die Schwester, die am Bett sitzt und auf das Erwachen wartet, muß eine Brechschale und ein Handtuch zurecht halten.

Narkose-Zwischenfälle. Nicht immer geht eine Narkose ungestört vonstatten. Welche Zwischenfälle können wir erleben?

Am häufigsten kommt es vor, daß in tiefer Narkose die Atmung geräuschvoll und mühsam wird. Ein Laie würde den Eindruck gewinnen, daß der Kranke zu ersticken droht.

Sein Gesicht wird blau-violett, und man hat den Eindruck, daß er jeden Augenblick ganz aufhören würde zu atmen. Was ist geschehen? Mit der Erschlaffung der Muskeln sind auch die Kiefer- und Zungenmuskeln erschlafft, und der Unterkiefer fällt mit der Zunge bei horizontaler Lagerung nach hinten und verlegt den Kehlkopfeingang. Erst nachdem man den Unterkiefer und die Zunge nach vorn gezogen hat, werden die Atemwege frei. Bei jeder Atemstörung während der Narkose ist die erste Aufgabe, die Maske vom Gesicht zu entfernen. Diese eigentlich selbstverständliche Maßnahme wird eigenartigerweise oft vergessen. Der zurückgefallene Unterkiefer wird durch einen auf beiden Seiten gegen den Hinterrand des aufsteigenden Unterkieferastes nach vorn ausgeübten Druck mit den Zeigefingern nach vorn gebracht. Die Daumen liegen dabei auf den Oberkiefern neben den Nasenflügeln. Der Unterkiefer ist dann nach vorn gebracht, wenn die untere Zahnreihe vor der oberen steht. Oft wird schon dadurch die Atmung frei. Genügt das nicht, so muß die Zunge nach vorn gezogen werden. Dazu muß man meistens erst den Mund mit dem Mundsperrer öffnen. Zu diesem Zweck verzieht man einen Mundwinkel mit dem eingesetzten Finger in der Richtung zum Ohrläppchen, schiebt den geschlossenen Mundsperrer wie einen Keil zwischen die Zahnreihen des Ober- und Unterkiefers und öffnet ihn. Es ist wichtig, daß der Sperrer auf die breiten Kauflächen der Backzähne und nicht vorn an die Schneidezähne kommt, da man hier durch die Gewalteinwirkung die Zähne leicht brechen könnte. Sobald der Mund weit genug geöffnet ist, erfaßt man mit der Zungenzange die Zunge und zieht sie nach vorn. Die Zungenzange soll möglichst nicht zu lange liegen, da die Zunge sonst schwillt und tagelang Beschwerden macht. Bei schweren Atemstörungen wird es nötig, einen Sauerstoffapparat heranzuziehen und den Kranken Sauerstoff einatmen zu lassen. In jeden Operationssaal gehört ein Sauerstoffapparat.

Ein unangenehmes Ereignis während der Narkose ist das Erbrechen. Bei geöffneter Bauchhöhle werden die Därme hervorgepreßt und machen das Weiteroperieren unmöglich. Erbrechen ist immer ein Zeichen davon, daß der Patient nicht tief genug schläft, also eine Folge mangelhafter Technik. Der wirklich Betäubte kann nicht erbrechen. Man lege sofort den Kopf des Patienten auf die dem Operateur abgewandte Seite, damit das Erbrochene zum Munde herausfließt, während es in Rückenlage durch den Kehlkopf in die Lunge kommen könnte. Man hüte sich aber, während des Brechaktes den Unterkiefer nach vorn zu ziehen, da man auf diese Weise gleichzeitig die Zunge nach vorn bringen und den Kehlkopfeingang frei machen würde, so daß sehr leicht die erbrochenen Speisen in die Luftröhre gelangen könnten. Das sicherste Mittel, das Brechstadium schnell zu überwinden, ist Weiternarkotisieren. Wartet man mit der Narkose, so erwacht der Patient. Nach dem Brechen wird die Mundhöhle mit einem Stieltupfer gereinigt.

Verschlechtert sich der Puls während der Narkose, wird er unregelmäßig, weich oder klein, so mahnt das zur Vorsicht. Verschlechterung des Pulses ist dem Arzt zu melden.

Bei Bedarf muß ein Herzmittel gegeben werden.

24. Beobachtung des Kranken nach der Operation.

Nach Beendigung der Operation — das sei nochmals erwähnt — begleitet die Narkoseschwester oder die von ihr ernannte Stellvertreterin den Kranken und bleibt an seinem Bett, bis er erwacht. Wenn er erbricht, wendet sie seinen Kopf zur Seite und hält ihm ein Eiterbecken vor. Mit einem Handtuch reinigt sie ihm nachher Lippen und Gesicht. Bald nach dem Erwachen haben Narkotisierte starken Durst. Man darf ihnen aber zunächst nichts zu trinken geben, da der Magen auf jede Gabe mit Brechen reagiert. Das Durstgefühl läßt sich ein wenig durch Befeuchten der Lippen mit einem wassergetränkten Tupfer oder durch Ausspülen des Mundes lindern. Vier bis sechs Stunden nach dem Erwachen kann man vorsichtig teelöffelweise etwas eisgekühlte Flüssigkeit versuchsweise geben: etwas Tee oder Zitronenwasser oder Eisstückchen. Nach längerer Pause darf die Flüssigkeitszufuhr größer werden. (Eis zerkleinert man sehr leicht, indem man eine Hutnadel in ein großes Stück bohrt. Es zerspringt in viele kleine Teile.)

Narkotisierte müssen sorgfältig vor Wärmeverlust geschützt werden. In den Räumen, in denen der Kranke betäubt, auf den Korridoren, durch die er gefahren, in dem Krankenzimmer, in das er gebracht wird, müssen die Fenster geschlossen sein. Das Gesicht des Narkotisierten ist beim Fahren durch den Korridor zu bedecken. Das Bett im Krankenzimmer wird durch eine spanische Wand den Blicken der andern entzogen; denn auf

Laien macht der Anblick eines Betäubten einen unangenehmen Eindruck.

Die Stationsschwester, die mit der Narkose nichts zu tun hat, hat für den Empfang ihres aus dem Operationssaal kommenden Patienten alles vorzubereiten. Ein wichtiger Teil der Nachbehandlung liegt in ihren Händen, sie hat an dem Erfolg der Operation nicht unbeträchtlichen Anteil.

Zunächst ist das Operationsbett vorzubereiten. Eine gute, nicht ausgelegene Matratze, eine gut verstellbare Kopflehne, vollständig frische Bettbezüge sind unerläßliche Bedingungen. Zum Zudecken zwei wollene, mit frischem Überzug versehene Decken. Dazu natürlich alle übrigen für ein Krankenbett notwendigen Dinge. In vielen Kliniken ist es Sitte, den Kranken unmittelbar vom Operationstisch nackt in das Bett zu bringen und ihn dort in ein für diesen Zweck besonders zurechtgelegtes und vorgewärmtes Laken einzuwickeln. Das hat den Vorteil, einerseits den Kranken wirklich von vornherein im Bett zu erwärmen, andrerseits eine Beschmutzung des frisch angezogenen Hemdes durch Erbrechen im Anschluß an die Narkose zu verhüten. Das Laken, in dem einige Wärmflaschen eingehüllt sind, wird so auf das andere Bettuch gelegt, daß man es schnell und leicht entfalten, den Kranken hineinlegen und vollständig darin einhüllen kann. Es ist dann der ganze Körper, einschließlich Arme und Füße mit Ausnahme des Kopfes in dem vorgewärmten Laken eingehüllt. Die Wärmflaschen werden im Augenblick, wenn der Kranke ins Bett kommt, sorgfältig in dicke Tücher eingehüllt und außerhalb des „Lakensackes“, in dem der Operierte jetzt liegt, ihm zu Füßen oder zur Seite gelegt. Dann wird der Kranke sorgfältig mit der Bettdecke zugedeckt. Es ist unter allen Fällen zu vermeiden und ein schwerer, oft verhängnisvoller Fehler, die Wärmflasche direkt mit der Haut in Berührung zu bringen, da die betäubten Patienten schwere Verbrennungen erleiden können. Das ist besonders bei Rückenmarksbetäubungen (Lumbalanästhesie) zu bedenken, weil die Patienten noch stundenlang nach der Operation an den unteren Extremitäten empfindungslos sind. Die Flaschen müssen sorgfältig in dicke, wollene Tücher gehüllt sein, die sich nicht lösen können. Sollen die Patienten nach der Operation nicht nackt ins Bett kommen, so wird das saubere Hemd in das Bett gelegt, um es vorzuwärmen. Man kann dann auf das beschriebene Operationslaken verzichten. Es ist dafür Sorge zu tragen, daß das Operationsbett nach Beendigung der Operation in den Operationssaal gebracht wird. Der Kranke soll vom Operationstisch sofort in sein Bett kommen. Viel Bewegungen sind dem frisch Operierten schädlich. Operierte, zumal wenn sie betäubt sind, sollen nie von einem Menschen allein, sondern mindestens von zwei Pflegepersonen getragen werden, um die frischen Wunden nicht zu zerren.

Die Beobachtung des noch in Betäubung befindlichen Patienten im Bett haben wir oben schon erwähnt. Die Stationsschwester hat die Wache mit den nötigen Instruktionen und Utensilien (Brechschale, Handtuch) bereitzustellen. Es ist darauf zu achten, daß das Krankenzimmer genügend erwärmt ist.

Über die erste Nahrungsaufnahme nach der Narkose ist ebenfalls vorher schon das Wichtigste gesagt worden. Kranke, die in Lumbalanästhesie oder örtlicher Betäubung operiert worden sind, dürfen natürlich bald nach der Operation schon etwas zu sich nehmen, wenn nicht Operationen am Magen oder Darm ausgeführt worden sind, die das verbieten. Man gebe nach längeren Narkosen auch am Abend des Operationstages nur flüssige, leicht verdauliche Nahrung in knapper Menge (Milch, Suppe).

Nach manchen Bauchoperationen (Laparotomien) erhalten die Patienten einen Lichtbügel (Lichtbrücke) über den Leib. Es hat das den Zweck, den Bauch zu wärmen und dadurch eine vermehrte Blutzufuhr zum Bauch zu schaffen. Diese verhindert die Entstehung von Bauchfellentzündungen (Peritonitis). Der Körper wird durch Leinentücher vor Berührung mit den elektrischen Glühbirnen geschützt. Über den Lichtbogen kommt die Bettdecke. Man kann den Lichtbogen mehrmals am Tage — je nach ärztlicher Verordnung — jedesmal etwa 10 bis 15 Minuten geben. Klagt der Patient über Unbehagen dabei, so gibt man ihm einen kalten Umschlag oder eine Eisblase auf Herz und Kopf. Bei manchen Operierten — nach großem Blutverlust, bei drohender Bauchfellentzündung — wird ein Tröpfcheneinlauf gegeben. Das Wesen des Tröpfcheneinlaufs besteht in folgendem: wenn man einem Menschen eine größere Flüssigkeitsmenge vom Mastdarm aus zuführte, so würde der Mastdarm diese große Menge nicht, wie es beabsichtigt ist, aufsaugen und dem Blut zuführen, sondern dieser Einlauf würde Stuhldrang hervorrufen und bald ausgepreßt werden. Bringt man nun tropfenweise Flüssigkeit in den Mastdarm, so kann er diese kleinen Mengen gut aufsaugen (resorbieren). Man gibt für diese Zwecke im allgemeinen eine Flüssigkeit, die der Blut- und Körperflüssigkeit am ähnlichsten ist, d. i. eine 0,8%ige Kochsalzlösung, auch physiologische Kochsalzlösung genannt, oder eine die Salze des Körpers in geeignetem Verhältnis enthaltende, in Wasser lösliche Substanz, das Normosal. Der Tröpfcheneinlauf soll körperwarm (37° bis 38° C) im Verlauf von 1¹/₂ bis 3 Stunden in den Mastdarm kommen. Man richtet ihn folgendermaßen her: an einem Irrigatorschlauch wird mittels eines gläsernen Zwischenstückes ein Darmrohr befestigt. Der Schlauch wird durch eine Schlauchklemme so weit abgeklemmt, daß die im Irrigator befindliche Flüssigkeit tropfenweise aus dem Darmrohr abfließt, und zwar klemmt man so weit ab, daß in der Minute etwa 100 Tropfen kommen. Der Irrigator wird durch einen Irrigatorständer hochgestellt, die Flüssigkeit von etwa 40° C eingegossen. Um eine Abkühlung während des stundenlangen Abfließens zu verhindern, wird der Irrigator in Watte oder wollene Tücher eingehüllt.

Bei Kranken, die an Peritonitis operiert sind, oder bei denen die Gefahr einer drohenden Peritonitis besteht, ist eine bestimmte Lagerung im Bett erforderlich. Sie werden in halbsitzender Stellung im Bett gehalten. Die Lösung dieser Aufgabe gelingt eigenartigerweise nur wenigen Schwestern. Man bedenke folgendes: wenn man im Bett sich in halbsitzender Stellung befindet, die Kopfkissen als Rückenlehne gedacht, so wird man auf dem glatten Laken immer wieder nach unten rutschen, wenn die Fußsohlen keine Stütze haben, gegen die sie sich stemmen können. Außerdem ist es höchst unbequem, mit ausgestreckten Beinen auf glatter Unterlage zu sitzen. Man bekommt Unbehagen in den Kniegelenken, wenn man längere Zeit die Beine wagerecht liegen hat, und fühlt sich erst nach Bewegung der Knie erleichtert. Daraus leitet sich von selbst ab, wie man einen Kranken im Bett aufzusetzen hat: zunächst stellt man den Kopfrahmen des Bettes hoch, setzt den Kranken auf und bringt zwischen Kopfrahmen und Rücken des Patienten ein bis zwei gute Federkissen. Unter Kopf und Nacken kommt noch ein Kissen. Darauf zieht der Kranke die Knie leicht an, und unter seine Knie wird eine ziemlich dicke Rolle geschoben, die man sich am besten durch festes Rollen von ein bis zwei Decken selbst herstellt. Die Rolle wird mit einem Leinentuch umwickelt. Das Abrutschen der Rolle in Richtung der Füße verhindert man am besten folgendermaßen: mitten durch die gerollten Decken schiebt man einen festen Holzstiel (Besenstiel), der die Rolle an beiden Seiten überragt. Dieser Stiel wird am Kopfende des Bettes durch je eine Schnur angebunden, so daß die Knierolle in der für den Kranken richtigen Lage fixiert ist. An das Fußende wird ein gut gepolsterter Holzklotz (Tischschublade oder dgl.) gebracht, damit der Patient seine Füße dagegen stemmen kann und nicht rutscht. Ein Patient, der so einmal gut gelagert ist, wird nicht immer wieder und wieder in

die wagerechte Lage herabsinken. Die Hauptfehler, die bei dieser
Lagerung gemacht werden, liegen also in der meistens ungeeignet
hergestellten, nicht befestigten Knierolle und in dem Fehlen einer
Fußsohlenstütze.

Operierte bekommen in der ersten Zeit, besonders für die
Nacht, schmerzlindernde Mittel, gewöhnlich Morphiuminjektionen. Es ist für Schwestern wichtig zu wissen, daß Kranke,
die längere Zeit mit Morphium, Pantopon oder stark wirkenden
Schlafmitteln behandelt werden, schwer zu pflegen sind. Sie
haben großes Schlafbedürfnis und setzen der Nahrungsaufnahme
größeren Widerstand entgegen.

In den ersten Tagen nach jeder Operation ist besonders
sorgfältig auf Temperatur und Puls zu achten. Viermalige Messung
am Tage ist erforderlich. Aus Puls und Temperatur allein lassen
sich schon wichtige Schlüsse auf den Wundverlauf ziehen. Bei
allen Bauchoperationen ist außerdem sorgfältig die Blasen- und
Darmfunktion zu beachten. Viele Kranke können nach Laparotomien nicht von selbst Wasser lassen. Im allgemeinen sucht
man — besonders bei Männern — das Katheterisieren zu vermeiden und wartet, ob die Kranken am Morgen nach der Operation nicht von selbst urinieren können. Oft läßt sich das Katheterisieren umgehen, wenn man kleine Kunstgriffe anwendet:
man läßt die Wasserleitung im Zimmer laufen, gibt eine Wärmflasche auf die Blase oder läßt — bei Frauen — warmes Wasser
über die Genitalien rieseln. Wenn ein Operierter bis zum Abend
des Operationstages keinen Urin gelassen hat, so muß dem Arzt
Meldung gemacht werden. In den ersten Tagen nach der Operation
sind die Tagesmenge des Urins und das spezifische Gewicht zu
bestimmen. Kann der Kranke kein Wasser lassen, so muß er
katheterisiert werden. Bei manchen Erkrankungen erhalten die
Patienten von vornherein einen Katheter eingelegt, der längere
Zeit liegen bliebt, einen sogenannten Dauerkatheter. Hier hat
die Schwester sorgfältig darauf zu achten, daß der Katheter
nicht herausgeht. Von diesem Ereignis ist dem Arzt umgehend
Mitteilung zu machen. Die Wichtigkeit dieses Ereignisses illustriert
folgendes Beispiel: Ein Kranker hat eine Blasenverletzung. Die
Blase mußte genäht werden. Die Blasennaht würde nicht halten,
wenn sich die Blase mit Urin füllte und die Blasenwände dehnte.
Darum wird durch einen Dauerkatheter die Blase leer gehalten,
so daß die Naht heilen kann.

Die Schwester hat auch darauf zu achten, daß genügend
Harn aus dem Katheter in die vorgelegte Flasche fließt. Der
Katheter kann sich auch durch Salze, die sich bei längerem Liegen

in der Blase bilden, verstopfen. Darum soll ein Dauerkatheter, wenn er längere Zeit in der Blase gelegen hat, gewechselt werden. Bei Frauen verwendet man als Dauerkatheter sogenannte Skenekatheter. Über das nach außen mündende Stück wird ein Gummischlauch gezogen, der in eine Ente geleitet wird.

Die Beobachtung der Darmfunktion ist für die Beurteilung von Bauchoperationen außerordentlich wichtig. Das Bauchfell, das die ganze Bauchhöhle auskleidet, überzieht auch die Därme. Jede beginnende Bauchfellreizung und -entzündung muß also auch einen Einfluß auf die Därme ausüben. Vor allem wird die normale Bewegung und Zusammenziehung — Peristaltik — der Därme gehemmt. Dadurch sammeln sich die in den Därmen entstehenden Fäulnisgase, blähen die Därme und damit den Leib auf, und da die Darmbewegungen fehlen, die den Darminhalt weitertreiben, fehlt jeder Abgang von Blähungen oder Stuhlgang. Nun werden bei jeder Bauchoperation die Därme durch Anfassen, Abkühlung, Quetschung oder dgl. gereizt und geschädigt. Die Schädigung überwindet der Körper aber gewöhnlich nach kurzer Zeit. Doch zeigen sich oft nach Bauchoperationen Störungen der Darmtätigkeit. Die bei der Ruhe der Därme nach der Operation entstehenden, stagnierenden Gase führen oft zu lästigen Blähungsbeschwerden. Man kann dem Kranken die Herausbeförderung dieser Blähungen erleichtern, wenn man ihm ein Darmrohr genügend tief in den Mastdarm einführt. Dadurch wird der Schließmuskel des Afters offen gehalten, und die Gase können nach außen abströmen. Der Zeitpunkt für die Einführung des Darmrohres ist gekommen, wenn die Kranken über Blähungsbeschwerden klagen. Das ist frühestens am Abend des Operationstages der Fall. Auf den Abgang von Blähungen nach der Operation hat die Schwester zu achten, und sie muß von selbst ihre Beobachtungen dem Arzt mitteilen. Die Meldung ist ganz besonders wichtig, wenn keine Darmfunktion beobachtet wird. Die Schwester kann sich leicht davon überzeugen, ob die Därme sich bewegen: zunächst fragt sie den Patienten, ob es im Bauch „kullert". Man kann das Gurren der Därme oft hören, wenn man am Bett steht. Das Abgehen der Darmgase kann man hörbar machen, indem man an das im Mastdarm liegende Darmrohr durch ein Zwischenstück einen Schlauch befestigt und diesen in einen neben dem Bett stehenden Eimer mit Wasser leitet. Dann hört und sieht man die Darmgase aus dem Wasser unter lautem Geräusch entweichen. Die Darmgase gehen oft schon am Abend des Operationstages oder in der ersten Nacht, meistens am ersten Tage nach der Operation ab. Die Darmfunktion stellt sich auch

manchmal erst am zweiten Tag nach der Operation ein. Wenn
sie dann immer noch ruht, muß durch künstliche Mittel nach-
geholfen werden. Das geschieht nur auf Verordnung des Arztes.
Nach Bauchoperationen wird gewöhnlich zwei Tage nach der
Operation der erste Stuhlgang durch ein Abführmittel erzielt.
Man gibt meistens morgens zwei Eßlöffel Rizinusöl. Bleibt die
Wirkung bis zum Mittag aus, so wird ein lauwarmer Seifeneinlauf
gegeben. Alles nur auf ärztliche Anordnung. Bei eingreifenden
Magen- und Darmoperationen (Resektionen, Gastroenterostomie)
wartet man mit dem ersten Abführen länger, bis die Darmnähte
genügend Zeit zur Verklebung gefunden haben.

Nach dem ersten Stuhlgang kann man bei den meisten
Operierten die flüssige Ernährung durch breiige ersetzen, der bald
(am dritten bis vierten Tage) leicht verdauliche, feste Speisen
zugesetzt werden können (Weißbrot, fein gewiegtes, weißes Fleisch,
ein Ei usw.). Die Nachbehandlung von eingreifenden Magen-
und Darmoperationen erfordert besondere Diät. Frauen, die
Operationen an den Unterleibsorganen durchgemacht haben,
dürfen bald gut ernährt werden. Doch man soll bei der Ernährung von Kranken, die Bauchoperationen hinter sich haben,
bedenken, daß ihr Magen-Darmkanal durch die Vorbereitung
zur Operation, durch Narkose und Operation selbst in Mitleiden-
schaft gezogen war, und daß man ihm nicht schwer verdauliche
Speisen bieten darf. Eine Schwester, die sich zur rechten Zeit
hieran erinnert, wird in der Pflege Operierter keine groben Diät-
fehler machen.

Einer sorgfältigen Überwachung bedarf der Verband. Aufgabe der Schwester ist es, bei den verschiedenen Handreichungen
(Betten, Stuhlgang usw.) sich durch Augenschein zu überzeugen,
daß der Verband noch so sitzt wie nach der Operation. Jede
Veränderung am Verband ist dem Arzt zu melden. Nach dem
Kriege ist es vielfach Sitte geworden, statt der teuren Bindenverbände bei Bauchoperationen Handtuchverbände anzulegen,
d. h. Heftpflaster- oder Mastisolverbände durch ein Handtuch,
das um den Bauch gewickelt ist, zu schützen und zu festigen.
Bei diesen Handtüchern ist darauf zu achten, daß sie den eigent-
lichen Verband vollständig bedecken. Das Handtuch wird mit
Hilfe von drei Sicherheitsnadeln fest um den Leib zusammengesteckt. Beim Befestigen der Nadeln ist darauf zu achten,
daß diese in der Längsrichtung des Körpers, nicht quer angelegt
werden, da im letzten Fall die Nadeln das Tuch nicht mit der
gewünschten Festigkeit fixieren. Die Nadeln sollen nicht über
der Stelle der Wunde liegen, da durchsickerndes Wundsekret

leicht zum Rosten führen würde. Außerdem muß vermieden werden, daß der Patient auf ihnen liegt und sich drückt. Am besten werden sie seitlich am Bauch angebracht. Der Handtuchverband kann bei Bewegungen des Patienten sehr leicht nach oben sich verschieben. Das verhindert man am besten durch Anlegen von Schenkelzügeln. Einige Zentimeter oberhalb der Schenkelbeugemitte wird jederseits eine breite Binde am Handtuch befestigt. Diese Binde wird von vorn zwischen den Beinen um den Damm herumgeführt und an der Außenfläche der Oberschenkel, etwa in der Gegend unter- und außerhalb der vorderen Darmbeinstachel am Handtuch befestigt. Wenn diese Bindenzügel straff sitzen, kann der Verband sich nicht nach oben verziehen. Leibverbände sind vor Beschmutzung bei Stuhl- oder Harnentleerung zu bewahren. Sorgfältig ist darauf zu achten, ob durch einen Verband Blut oder ein anderes Sekret hindurchsickert. Das erfordert sofort Meldung an den Arzt. Eine frische Blutung durch einen gut gepolsterten Verband ist oft nicht ganz leicht zu erkennen, da die Verbandstofflagen das Blut aufsaugen. Wenn die oberflächlichen Bindentouren mit Blut durchtränkt sind, das sich bei Berührung mit dem Finger feucht anfühlt, handelt es sich um eine frische Blutung, die ärztliche Hilfe erfordert.

Bei Schienenverbänden sind Klagen der Patienten über Druck und Schmerz sofort zu melden, da die Schiene an irgendeiner Stelle schwere Druckwunden verursachen kann. Dem Verband kann man es nur selten von außen ansehen, ob er gut sitzt. Der Patient weiß am besten, warum er klagt. Ebenso sind Gipsverbände zu beobachten. Finger und Zehen pflegen bei Gipsverbänden meistens sichtbar zu bleiben. Jede Anschwellung von Fingern oder Zehen deutet auf eine bedrohliche Einschnürung und kann zum Verlust des Gliedes führen, wenn nicht rechtzeitig ärztliche Hilfe zur Stelle ist. Eine tüchtige Schwester wird bald merken, ob die Beschwerden des Kranken mit der Größe des Eingriffs im Einklang stehen, oder ob der Krankheitsverlauf unerwünschte Komplikationen erfährt.

Besonders schwierig und auch besonders wichtig ist die Beurteilung des Krankheitsverlaufs nach Bauchoperationen.

Erkennung von Bauchfellentzündung und innerer Blutung. Eine Schwester soll die beginnende Bauchfellentzündung und eine innere Nachblutung wenigstens als Verschlechterung des Zustandes erkennen und zu jeder Zeit — auch nachts — den Arzt rufen.

Folgende Symptome müssen den Verdacht einer Bauchfellentzündung erregen: Temperatur- und Pulsanstieg, aufgetriebener, sehr schmerzhafter Leib bei ruhender Darm- und Blasenfunktion, eingefallenes, spitzes Gesicht, borkige Zunge, trockene Lippen, beschleunigte, oberflächliche Atmung unter Schonung derBauchmuskulatur, Aufstoßen und Erbrechen, Unruhe und Klagen über heftige Leibschmerzen. Es brauchen nicht alle genannten Symptome da zu sein. Schon eine einzige der angeführten Erscheinungen mahnt zur Vorsicht.

Eine innere Nachblutung wird sich nicht am Verbande bemerkbar machen, da es ja nach innen in die Bauchhöhle hinein blutet. Das Blut macht im Bauch ebenfalls Erscheinungen einer Peritonitis, dazu kommen als auffällige Anzeichen starke Blässe der Haut, großes Durstgefühl, die Lippen verlieren ihr Rot und werden bleich. Treten diese Erscheinungen auf, so muß unverzüglich der Arzt geholt werden.

25. Behandlung von Kranken mit künstlichem After.

Bei manchen Erkrankungen wird am Bauch eine Wunde angelegt, durch die sich Kot entleert, ein sogenannter künstlicher After (anus praeternaturalis). Durch den dauernd ausfließenden Kot wird nicht nur die Wäsche dauernd beschmutzt, sondern die Haut, die die Wunde umgibt, wird gereizt und neigt zum Wundwerden. Eine verständige Pflegerin muß zunächst dafür sorgen, daß der Stuhl möglichst hart und geformt wird. Das läßt sich durch geeignete Diät bewirken. Bevorzugung leicht verdaulicher, wenig Kot bildender, stopfender Nahrungsmittel wie weißes Brot, Reis- und Grießspeisen, Kakao, Vermeidung schlackenreicher und abführender Kost wie Hülsenfrüchte, Schwarzbrot, gesüßte Kompotte. Der Arzt kann die Diät durch geeignete Medikamente unterstützen. Die Umgebung der Wunde wird am besten folgendermaßen vor dem Kot geschützt: man bestreicht mit einem Spatel die Umgebung des künstlichen Afters ausgedehnt mit einer nicht reizenden Salbe (Borsalbe, Lanolin) in dicker Schicht. Da Salben auf der Haut sehr leicht fortfließen, macht man aus dieser auf die Haut geschmierten Salbe eine Paste, indem man auf die Salbe dick Puder streut. Die so auf der Haut zubereitete Paste haftet inniger als eine vom Apotheker gelieferte Paste und schützt die Haut ausgezeichnet. Auf den künstlichen After werden einige starke Zellstofflagen gebracht, die den Stuhl auffangen und die Wäsche vor Beschmutzung bewahren. Der Kot wird mit dem Zellstoff mehrmals am Tage von der Bauchwunde entfernt. Jeden Tag wird die Paste mit einem Tupfer mit Benzin oder Äther entfernt, die Haut sorgfältig mit warmem Wasser und Seife gewaschen.

Bei Kranken, die eine Gallenoperation durchgemacht haben, wird die Galle manchmal durch ein Rohr nach außen abgeleitet. Wenn die Sekretion stockt oder gar das Rohr aus der Wunde fällt, muß der Arzt benachrichtigt werden.

26. Behandlung nach Hämorrhoidenoperationen.

Einer besonderen Nachbehandlung bedürfen Kranke, die eine Hämorrhoidenoperation überstanden haben. Bei diesen Patienten muß in den ersten Tagen nach der Operation der Stuhlgang angehalten, die Darmgase durch ein eingelegtes Rohr abgeleitet werden, um die schmerzhaften Wunden am After zu schonen.

Diese Kranken bedürfen auch einer besonderen Vorbereitung des Darmes, sowohl diätetisch als auch medikamentös. Die Vorbereitungen ordnet der Arzt an. Wir pflegen bei Hämorrhoiden- oder anderen Mastdarmoperationen die Kranken folgendermaßen vor- und nachzubehandeln:

4 Tage vor der Operation: breiige Kost, Reinigungseinlauf,

3 Tage vor der Operation: breiige Kost, Reinigungseinlauf,

2 Tage vor der Operation: flüssige Kost, morgens zwei Eßlöffel Rizinusöl, abends Reinigungseinlauf,

1 Tag vor der Operation: flüssige Kost, morgens zwei Eßlöffel Rizinusöl, abends Reinigungseinlauf.

Am Operationstag nur Flüssigkeit, vor der Operation 20 Tropfen Opium, nach der Operation zwei Opiumzäpfchen, abends 20 Tropfen Opium.

1 Tag nach der Operation: flüssige Kost, morgens und abends je 20 Tropfen Opium, 1 g Wismut,

2 Tage nach der Operation: flüssige Kost, morgens und abends je 20 Tropfen Opium, 1 g Wismut,

3 Tage nach der Operation: breiige Kost, morgens und abends je 20 Tropfen Opium, 1 g Wismut,

4 Tage nach der Operation: breiige Kost, morgens und abends je 20 Tropfen Opium, 1 g Wismut,

5 Tage nach der Operation: breiige Kost, kein Medikament. Am sechsten Tage nach der Operation morgens zwei Eßlöffel Rizinusöl. Sobald Stuhldrang eintritt, werden 50 ccm Öl durch das Darmrohr gegeben, um den Stuhlgang weniger schmerzhaft zu gestalten. Mit dem ersten Stuhl wird gewöhnlich das Darmrohr entfernt.

Besondere Beachtung erfordern Schwerkranke, die lange Zeit bettlägerig sind. Sie müssen von Zeit zu Zeit vollständig umgebettet werden. Es empfiehlt sich, das Nachbarbett im

Krankenzimmer möglichst leer zu halten, um das Umbetten zu erleichtern. Das Bettlaken muß straff angezogen sein, es dürfen keine Brotkrümel im Bett liegen. Das lange Krankenlager bewirkt oft, daß die Kranken sich „durchliegen", das Fettpolster der Haut schwindet, und durch den lange dauernden Druck wird die Haut an den Stellen, an denen der Knochen der Unterlage dicht anliegt, wund. Zum „Durchliegen" neigen besonders das Kreuzbein und die Fersen. Eine tüchtige Schwester kann viel dazu tun, das Wundliegen (Decubitus) zu verhüten. Von Beginn des Krankenlagers wird jeder Patient mit die Haut härtenden Mitteln (Franzbranntwein) eingerieben, was meistens der Zustand erlaubt, besonders an den Stellen, die zum Decubitus neigen. Falten im Laken und Brotkrümel sind fast immer mitschuldig an der Entstehung der Wunden. Nach dem Einreiben wird die Haut getrocknet und am besten das Laken mit einem leicht fettigen Puder bestreut.

Um das harte Aufliegen von Kreuz und Fersen zu verhindern, soll man Kranken, die voraussichtlich lange Zeit bettlägerig bleiben werden, frühzeitig weiche Unterlagen für diese Körperteile geben: für das Gesäß einen Luftring oder ein Wasserkissen, für die Fersen je einen Fersenring. Der Luftring soll nicht zu stark aufgebläht sein, da er sonst nicht weich genug ist. Auf einem Wasserkissen pflegen viele Patienten nicht sehr glücklich zu liegen. Es erschwert auch das Betten. Fersenringe kann man sich selbst herstellen. Man dreht aus Zellstoff oder Watte einen Ring, der gerade so groß ist, daß die Ferse hineinpaßt, und festigt den Ring durch Umwickeln mit einer Binde. Auf die Füße ist noch in anderer Weise zu achten: durch den Druck der Bettdecke wird bei langdauernder Ruhelage die Fußspitze nach unten gedrückt. Es entsteht ein Spitzfuß. Das verhindert man, indem man entweder über beide Füße einen Bügel legt, so daß die Bettdecke die Füße nicht berührt, oder man hält durch Bindenzügel die Füße in Beugestellung mit angezogener Fußspitze.

27. Streckverbände.

Zu den Aufgaben der Stationsschwester gehört gewöhnlich auch die Vorbereitung für Streckverbände (Extensionsverband). Bei Knochenbrüchen oder Gelenkerkrankungen (z. B. Hüftgelenkleiden) pflegen wir durch Zug und Gegenzug an den gebrochenen oder erkrankten Partien das Glied in geeigneter Lage ruhig zu stellen. In großen Krankenhäusern gibt es für diesen Zweck besondere Extensionsbetten, mit deren Hilfe man Züge und Gegenzüge in jeder beliebigen, leicht einstellbaren Richtung anbringen kann. Wir besprechen die Vorbereitung für den praktisch wichtigen Extensionsverband am Bein, der bei Oberschenkelbrüchen und Hüftgelenkerkrankungen angewandt wird.

Ein Streckverband soll so gut befestigt und angelegt sein, daß er wochenlang liegen bleiben kann, ohne seine ursprüngliche Stellung zu verändern und ohne auf irgendeine Körperstelle einen schädlichen Druck auszuüben. Der Verband wird gewöhnlich folgendermaßen angelegt: ein breiter Heftpflasterstreifen wird oben an der Innenseite des Oberschenkels angebracht, zieht von da den Unterschenkel entlang bis zum inneren Knöchel. Von hier führt man ihn in etwa zwei Handbreiten Entfernung um die Fußsohle herum auf die Außenfläche des Beines und befestigt ihn, oberhalb des äußeren Knöchels beginnend, an der Außenfläche von Unter- und Oberschenkel. Dieser Streifen, an dem der Zug befestigt wird, muß noch durch schmalere, spiralig um das Bein laufende Heftpflasterstreifen fixiert werden. Bevor das Pflaster angelegt wird, muß die Haut rasiert werden, da der Zug des Heftpflasters an den Haaren schmerzhaft ist. Mitten auf dem frei über den Fuß hängenden Heftpflasterzügel wird ein etwa 6 bis 8 cm breites, 15 cm langes zentral durchbohrtes Brett von etwa 1 cm Dicke befestigt. Durch das Bohrloch wird eine starke Schnur gezogen, die über eine am Bett befestigte Rolle geleitet wird. An diese Schnur werden die Gewichte gehängt. Das Brett soll das Heftpflaster spreizen und verhindern, daß es beim Zug auf die Knöchel drückt. Der Unterschenkel wird dann auf eine gut gepolsterte Volkmannsche T-Schiene aufgebunden, die auf einem Schleifbrett gleiten kann. Man soll unmittelbar auf die Haut nicht gewöhnliche graue Watte bringen, da diese die Haut reizt. Man stelle sich vor, wie unangenehm dieser Juckreiz bei lange Zeit liegendem Verband für den Kranken ist! Das Bein wird daher zunächst in Wiener Watte gehüllt. Die Knochenvorsprünge, wie Knöchel, Ferse, Knie, werden mit Polsterwatte noch besonders sorgfältig geschützt. Die Polsterung wird am Bein mit einer Binde festgebunden.

Die Schwester hat für einen Streckverband am Oberschenkel also herzurichten: ein Rasiermesser, breites und schmales Heftpflaster, eine Schere. (Heftpflaster klebt besser, wenn man unmittelbar vor dem Anlegen die Klebeseite durch eine Flamme zieht, so daß in der Wärme der Klebstoff flüssiger wird, oder indem man mit einem äthergetränkten Tupfer schnell über die Klebefläche fährt. Das letztgenannte Verfahren ist besonders zu empfehlen. Man würde also eine Flasche Äther und einige Tupfer zurechtlegen.) Ferner weiße Watte, Polsterwatte, einige Binden, ein

Spreizbrett, eine gepolsterte Volkmannsche Schiene, ein Schleifbrett, feste Schnur, Gewichte. Als Gegenzug benutzt man bei
Oberschenkel-Streckverbänden oft das Gewicht des Patienten
selbst, indem man das Fußende des Bettes hochstellt und so
verhindert, daß der Zugverband den Kranken nach unten ziehen
kann. Man muß also noch Klötze zurechtstellen, mit denen man
das Fußende des Bettes erhöhen kann. Das ist die einfachste
Form eines Streckverbandes. Je nach Lage des Falles und nach
Geschmack des Arztes gibt es die verschiedensten Varianten
für diesen Verband.

28. Urinuntersuchung.

Bei vielen Kranken wird die tägliche Urinmenge und das
spezifische Gewicht des Harns gemessen. Bei Feststellung des
spezifischen Gewichtes ist natürlich darauf zu achten, daß es
von einem Teil der 24 stündigen, in ein Glas gegossenen Tagesmenge des Urins, nicht von einer zu irgendeiner Zeit gelassenen
Portion bestimmt wird.

Im allgemeinen wird von jedem Urin die Reaktion bestimmt
und eine Untersuchung auf Eiweiß und Zuckergehalt angestellt.
Man sagt der Urin reagiert sauer, wenn er blaues Lakmuspapier
rötet, er ist alkalisch, wenn er rotes Lakmuspapier blau färbt.
Der Urin kann aber auch blaues Lakmuspapier leicht rot und
rotes leicht blau färben. Das kommt vor, wenn der Harn saure
und alkalische Salze nebeneinander enthält. Diese Reaktion
nennt man amphoter.

Der Urin von Frauen ist oft durch Beimengungen aus der
Scheide verunreinigt. Für Untersuchungen auf Eiweiß nimmt
man daher besser Harn, der durch Katheterisieren gewonnen
wird. Jeder Harn wird vor der Untersuchung filtriert. Man
macht sich aus einem quadratischen oder kreisrunden Stück
Filtrierpapier ein Filter. Das Filter bringt man in einen Glastrichter
und filtriert den Urin. Hat man nur eine geringe Flüssigkeitsmenge zur Untersuchung, so muß der Filter klein und mit Wasser
durchfeuchtet sein, weil er sich sonst mit der geringen Urinmenge
vollsaugen würde.

Wir besprechen drei zum Nachweis von Eiweiß im Harn
dienende Proben:

I. Die Kochprobe: Man erwärmt den Harn im Reagenzglas
zum Kochen und setzt danach einige Tropfen verdünnte Essig-
säure (1 %) hinzu. Bleibt der Urin klar oder löst sich eine durch
das Kochen entstandene Trübung wieder, so ist kein Eiweiß
vorhanden. Die entstandene Trübung bestand aus Salzen.

Bleibt aber auch nach Säurezusatz eine entstandene Trübung oder bildet sie sich nach dem Kochen durch den Säurezusatz erst, so ist Eiweiß vorhanden.

II. Hellersche Probe: Man bringt in eine Reagenzglaskuppe 1 bis 2 ccm konzentrierte Salpetersäure und läßt vorsichtig tropfenweise längs der Innenwand des Glases Urin einfließen. Bildet sich an der Berührungsstelle von Salpetersäure und Harn ein weißer Ring, so ist Eiweiß vorhanden. Ein Ring im Harn oder in der Salpetersäure ist bedeutungslos.

III. Probe mit Sulfosalizylsäure: Man setzt zum Urin einige Tropfen 20%ige Sulfosalizylsäure. Bei Anwesenheit von Eiweiß entsteht eine Trübung. Diese Probe ist am empfindlichsten.

Niederschläge, die der Harn enthält und die ihn trüben, beruhen gewöhnlich auf der Anwesenheit von Salzen. Niederschläge, die beim Erkalten entstehen, rötliches Aussehen haben und sich beim Erwärmen lösen, bestehen aus harnsauren Salzen. Die beim Kochen ausfallenden Salze bestehen aus phosphor- und kohlensaurem Kalk und Magnesia.

Die normalerweise gelbe Harnfarbe wird durch reichliche Flüssigkeitsaufnahme heller, bei geringer Flüssigkeitsaufnahme oder durch starken Flüssigkeitsverlust (Schwitzen, Durchfälle, Fieber) dunkler. Die Harnfarbe wird durch Anwesenheit von Gallenfarbstoffen (bei Leber- und Gallenleiden) bierbraun. Beim Schütteln dieses Harns entsteht gelber Schaum. Durch Blutbeimengungen erhält Urin ein eigentümliches, grünlich schillerndes „fleischwasserfarbenes" Aussehen. Nach Gebrauch gewisser Medikamente (Salol, Bärentraubenblättertee) bekommt der Harn bei längerem Stehen eine dunkle, grünbraune Farbe.

Zum Zuckernachweis merke sich die Schwester folgende drei Proben:

I. Trommersche Probe: Man füllt die Hälfte eines Reagenzglases mit Harn an, setzt dazu ein Drittel dieses Volumens Kali- oder Natronlauge und vorsichtig so viel verdünnte Kupfersulfatlösung, wie sich mit hellblauer Farbe löst. Dann erwärmt man den oberen Teil des Gemisches, ohne es zu kochen. Wenn in dem erwärmten Teil sofort ein gelbroter Niederschlag entsteht, ist Zucker vorhanden.

II. Probe mit Fehlingscher Lösung: Man mischt in einem Reagenzglas gleiche Teile von Fehlingscher Lösung I und II, verdünnt um das Doppelte und kocht. In einem anderen Reagenzglas werden einige Kubikzentimeter Harn zum Sieden erhitzt und zur kochenden Fehlingschen Lösung gegossen. Bei Anwesenheit von Zucker tritt sofort ein gelbroter Niederschlag auf.

III. Probe mit Nylanderschem Reagens: Einige Kubikzentimeter Harn werden mit dem zehnten Teil ihres Volumens
mit Nylanderschem Reagens versetzt und gekocht. Bei Gegenwart von Zucker tritt eine Schwarzfärbung der Flüssigkeit ein.

29. Behandlung von Instrumenten[1]).

Von Wichtigkeit für jede Schwester ist die Behandlung von
Instrumenten usw. In unserer Zeit wirtschaftlicher Not sind die
Preise für Instrumente und Krankenpflegeartikel ins Fabelhafte
gestiegen. Neuanschaffungen können nur in beschränktem Um-
fang erfolgen. Die tüchtige Schwester wird durch sorgsame Pflege
ihr Inventar an Instrumenten lange Zeit erhalten können. Auch
an der Instandhaltung der Instrumente kann man die Sorgfalt
einer Schwester ermessen. Das Instrumentarium ist von Zeit
zu Zeit anzusehen und zu prüfen.

Sämtliche Metallinstrumente sollen gut vernickelt sein.
Springt die Vernickelung ab, so ist das Instrument zur Reparatur
zu geben. Die Klemmen sollen schließen, Messer und Scheren
scharf sein. Metallinstrumente werden durch 5 bis 10 Minuten
langes Kochen sterilisiert. Da Metall in gewöhnlichem Wasser
rostet, setzt man ihm Soda zu, am besten etwa sechs Eßlöffel
auf 1 Liter.

Messer und Scheren werden durch Kochen gewöhnlich
stumpf. Man reibt sie mit Alkohol ab und legt sie für mehrere
Stunden in eine sterile Schale mit absolutem Alkohol oder mit
Seifenspiritus, auf deren Boden steriler Mull gelegt wird, um zu
verhindern, daß die scharfe Schneide irgendwo anstößt. Wer
ein Messer kochen will, muß die Schneide mit Gaze umwickeln.
Dadurch wird die Schneide geschützt.

Gebrauchte Instrumente werden unter fließendem Wasser
abgebürstet, auf kurze Zeit ($^1/_2$ bis 1 Stunde) in 3%ige Lysol-
oder Kresolseifenlösung gelegt, nochmals abgespült und zehn
Minuten gekocht. Klemmen, Zangen usw. werden geöffnet
in den Kocher gelegt. Nach dem Kochen werden die Instrumente
herausgenommen und sorgfältig getrocknet. Es empfiehlt sich,
Scharniere und Schraubengewinde von Zeit zu Zeit einzufetten.
Es ist der Vernickelung nicht zuträglich, wenn häufig gebrauchte
Instrumente jedesmal mit Putzmitteln blank gemacht werden.
Nur rostige Instrumente werden mit Salmiak und Schlemmkreide
abgerieben. Sind Instrumente mit besonders infektiösen Stoffen

---

[1]) Eine gute Beschreibung der Instrumente findet man in dem im
gleichen Verlage erschienenen Buch: Franziska Berthold, Der chirurgische
Operationssaal. 2. Auflage. 1922.

in Berührung gekommen, so legt man sie am besten sofort nach Gebrauch mindestens für eine Stunde in 3%ige Kresolseifenlösung, spült sie danach in Wasser ab und kocht 20 Minuten lang.

Spritzen und Kanülen sind schwer in Ordnung zu halten und erfordern besonders sorgfältige Behandlung. Spritzen sind in der früher beschriebenen Weise auf Dichtigkeit zu prüfen. Bei Kanülen ist darauf zu achten, daß sie scharf und durchgängig sind und nicht rosten. Spritzen werden zum Kochen auseinander genommen und mit kaltem Wasser aufgesetzt. Der Glaszylinder wird mit Gaze oder Papier umwickelt. Kanülen werden ohne Mandrins gekocht. Es empfiehlt sich, Spritzen und Kanülen, die in Sodawasser ausgekocht waren, vor dem Gebrauch mit steriler physiologischer Kochsalzlösung durchzuspritzen, um eine Zersetzung der Injektionsflüssigkeit durch Sodareste zu vermeiden. Die Spritzen dürfen erst nach dem Erkalten zusammengesetzt werden. Da sie beim Kochen doch zuweilen springen und eine Reparatur sehr kostspielig ist, kann man Spritzen, die nicht infiziert sind, nach dem Gebrauch durch Wasser reinigen und dann in 96%igem Alkohol aufbewahren. Auch diese sind vor dem Gebrauch mit steriler physiologischer Kochsalzlösung durchzuspritzen, um eine Veränderung des Medikamentes durch Alkohol zu vermeiden. Bei Injektionen von Serum oder anderen gerinnbaren Stoffen oder zu Blutentnahmen und intravenösen Injektionen dürfen keine Spritzen aus dem Alkohol genommen werden, da Alkohol das Eiweiß (also auch Blut) zur Gerinnung bringt. Nach dem Kochen werden die Spritzen sorgfältig abgetrocknet, besonders das Innere der Zylinder. Der Stempel kann leicht eingefettet werden.

Kanülen werden nach dem Gebrauch mit Wasser durchgespritzt, gekocht und danach absolut. Alkohol und Äther durchgespritzt. Am besten werden sie dann mit einem Gebläse getrocknet. Sie müssen innen sicher trocken sein, damit sie nicht rosten und sich verstopfen. Sind sie trocken, so wird das eingefettete Mandrin durchgezogen. Kanülen sind auch bei sorgsamer Pflege nicht dauernd rostfrei zu halten. Man behandelt sie am besten, indem man sie in 3%igem Karbolglyzerin oder in Seifenspiritus aufbewahrt.

Spritzen, an denen sich Hartgummi- oder Lederteile befinden, können nicht gekocht werden. Man legt sie aufgezogen mehrere Stunden lang in 3%iges Karbolwasser oder 1%ige Sublimatlösung.

Gummischläuche, Gummidrains und Gummikatheter werden nach Reinigung in fließendem Wasser durch Kochen sterilisiert.

Katheter aus Seidengespinst kann man, sofern sie nicht mit Lack überzogen sind, ebenfalls durch Kochen sterilisieren, doch leiden sie unter dieser Behandlung. Am besten legt man sie zur Desinfektion ein bis zwei Stunden in $1^0/_{00}$ige Sublimatlösung, der man reichlich Glyzerin zusetzt.

Gummihandschuhe werden nach dem Gebrauch sorgfältig unter fließendem Wasser oder in Sodalösung gewaschen und dann in $1^0/_{00}$ige Sublimatlösung gelegt. Hier ist darauf zu achten, daß die Handschuhe wirklich ganz von der Sublimatlösung bedeckt sind. Nach etwa $^1/_2$ Stunde sind die Handschuhe umzukehren und nochmals dieselbe Zeit in der Lösung liegen zu lassen. Man kann Handschuhe auch kurze Zeit kochen. Danach werden sie abgespült und mit einem Tuch getrocknet. Die innen und außen sorgfältig getrockneten Handschuhe werden dann leicht mit Talkum gepudert. Man vermeide, zu reichlich Puder in die Handschuhe zu schütten, da dieser sich in den Fingerspitzen sammelt und die Untersuchung erschwert.

Gummihandschuhe werden im Dampfsterilisator keimfrei gemacht. Zu diesem Zweck werden sie so in Gaze oder Filtrierpapier verpackt, daß sie sich gegenseitig nicht berühren. Auch nicht sterile Gummihandschuhe soll man so aufbewahren, daß ein Handschuh mit dem anderen nicht in Berührung kommt.

Schmutzige Verbandstoffe und Binden (ausgenommen natürlich Zellstoff und Watte) werden in einen Eimer mit 3%iger Lysollösung geworfen, dort stundenlang eingeweicht, dann ausgewrungen und in Wasser gekocht, dem man Seife oder Wasserstoffsuperoxyd zusetzen kann. Dann werden sie gewaschen und getrocknet. Gewaschene Mullkompressen eignen sich nicht gut für feuchte Verbände, da sie manchmal schlecht Feuchtigkeit annehmen.

Gummiunterlagen, Untersuchungsstuhl und Gummischürzen werden mit Kresolseifenlösung oder 3%igem Lysolwasser abgewaschen. Gummitücher dürfen nicht gekocht werden.

30. Berechnung von Lösungen.

Wir schließen unsere Betrachtungen mit einigen Angaben über die Berechnung der gebräuchlichsten Lösungen. Erfahrungsgemäß ist das ein Gebiet, auf dem sich viele Schwestern nie recht heimisch fühlen, und doch gibt es hier kaum eine Schwierigkeit. Man muß nur wissen, daß 1 pro Cent (1%) 1 Teil auf 100 Teile, 1 pro mille ($1^0/_{00}$) 1 Teil auf 1000 Teile, 1 Zentigramm (0,01) den hundertsten, 1 Milligramm (0,001) den tausendsten, und ein Dezimilligramm (0,0001) den zehntausendsten Teil von einem

Gramm bedeuten. Einige Aufgaben werden am besten die Technik
der Berechnungen erläutern.

1. Es soll einem Patienten 1 cg Morphium eingespritzt
werden. Zur Verfügung steht eine 2%ige Morphiumlösung.

Bei den meisten Aufgaben kommt man am besten zum Ziel,
wenn man sich die Frage vorlegt, in welcher Menge des Lösungs-
mittels 1 g der wirksamen Substanz enthalten ist. Also
bei einer 2%igen Morphiumlösung finden sich
2 g Morphium in 100 ccm Wasser oder
1 g ,, in 50 ,, ,, .
Ich soll nun $^1/_{100}$ g Morphium (= 1 cg = 0,01) einspritzen. Ist
1 g Morphium in 50 ccm Wasser enthalten, dann ist $^1/_{100}$ g
Morphium in $^{50}/_{100}$ oder $^1/_2$ ccm Wasser gelöst.

Ich muß also dem Kranken $^1/_2$ ccm oder 5 Teilstriche einer
1 ccm-Spritze von einer 2%igen Morphiumlösung injizieren und
habe ihm dann 1 cg (0,01) Morphium gegeben.

2. Es soll 1 Liter 1$^0/_{00}$ Sublimatlösung hergestellt werden.
Zur Verfügung steht eine 5%ige Sublimatlösung. Wieviel ccm
dieser Lösung muß ich nehmen? Wir fragen wieder nach 1 g
der wirksamen Substanz. 5 g Sublimat finden sich in 100 ccm
Wasser, also findet sich 1 g Sublimat in ($^{100}/_5$ =) 20 ccm Wasser.

Wir wollen 1 g Sublimat in 1000 ccm (= 1 Liter) Wasser
haben. In 20 ccm der 5%igen Stammlösung findet sich nun 1 g
Sublimat. Folglich müssen wir 20 ccm der Stammlösung auf
1 Liter Wasser verdünnen und erhalten so 1 Liter einer 1$^0/_{00}$igen
Lösung.

3. Es soll eine Blasenspülung mit 2 Liter einer $^1/_4$$^0/_{00}$igen
Höllensteinlösung hergestellt werden. Zur Verfügung steht eine
5%ige Höllensteinlösung.
5 g Höllenstein finden sich in 100 ccm Wasser. Also
1 g Höllenstein in ($^{100}/_5$ =) 20 ccm Wasser.
In 1 Liter einer $^1/_4$$^0/_{00}$igen Höllensteinlösung findet sich $^1/_4$ g
Höllenstein, in 2 Liter also 2 × $^1/_4$ = $^1/_2$ g Höllenstein. Wenn
1 g Höllenstein sich in 20 ccm unserer Lösung befindet, findet
sich $^1/_2$ g Höllenstein in 10 ccm der Lösung. Wir müssen also
10 ccm der 5%igen Höllensteinlösung auf 2 Liter Wasser verdünnen und erhalten dann 2 Liter einer $^1/_4$$^0/_{00}$igen Lösung.

Sachverzeichnis.